Shashank Soni
Veerma Ram
Anurag Verma

Esferas de emulsão flutuante de Gelucire para Metronidazol e Norfloxacina

Shashank Soni
Veerma Ram
Anurag Verma

Esferas de emulsão flutuante de Gelucire para Metronidazol e Norfloxacina

Otimização, desenvolvimento e caraterização in vitro

Imprint

Any brand names and product names mentioned in this book are subject to trademark, brand or patent protection and are trademarks or registered trademarks of their respective holders. The use of brand names, product names, common names, trade names, product descriptions etc. even without a particular marking in this work is in no way to be construed to mean that such names may be regarded as unrestricted in respect of trademark and brand protection legislation and could thus be used by anyone.

Cover image: www.ingimage.com

This book is a translation from the original published under ISBN 978-620-2-05855-1.

Publisher:
Sciencia Scripts
is a trademark of
Dodo Books Indian Ocean Ltd. and OmniScriptum S.R.L publishing group

120 High Road, East Finchley, London, N2 9ED, United Kingdom
Str. Armeneasca 28/1, office 1, Chisinau MD-2012, Republic of Moldova, Europe
Printed at: see last page
ISBN: 978-620-7-86471-3

RESUMO

O objetivo da presente investigação é estudar o efeito da incorporação de Gelucire 39/01 e 50/13 na eficiência de encapsulação e libertação de fármacos solúveis e insolúveis em água (Metronidazol, log p= 0,0 e Norfloxacina, log p= 1,5) a partir de pérolas flutuantes de alginato. As esferas flutuantes (com ou sem fármaco) foram preparadas por extrusão gota a gota, com a ajuda de uma agulha hipodérmica, de uma emulsão de alginato de sódio (SA) com Gelucire 39/01 e 50/13 contendo CaCO3 numa solução de CaCl2 preparada em ácido acético a 10% v/v. As pérolas formadas instantaneamente foram curadas durante 10 minutos no meio de gelificação a 37^0 C. As esferas preparadas mostraram uma excelente flutuabilidade *in vitro,* melhoraram significativamente (*p<0,05*) a eficiência de encapsulamento e a libertação sustentada dos fármacos modelo. Em conclusão, estas esferas podem constituir um potencial sistema de administração de fármacos específico do local do estômago para a administração de fármacos solúveis e insolúveis em água com janela de absorção no trato gastrointestinal superior.

Palavras chave: Esferas de alginato, sistemas flutuantes de libertação de fármacos, Gelucire, Metronidazol, Norfloxacina

RECONHECIMENTO

O trabalho neste projeto tem sido inspirador, muitas vezes excitante, por vezes desafiante, mas sempre interessante e uma experiência agradável.

Em primeiro lugar, estou grato a Deus Todo-Poderoso por ter derramado sobre mim as suas bênçãos, graças e misericórdias e por ser o meu companheiro constante. Ele deu-me a oportunidade, a paciência, a força e a competência que me permitiram apresentar esta tese.

Felizmente, tive a oportunidade de trabalhar com um grande número de pessoas muito mais talentosas, dedicadas e experientes do que eu em cada passo do caminho. Sei que, por vezes, posso dar muito trabalho, mas muitos dos meus mentores foram suficientemente generosos com o seu tempo e confiança para me permitirem seguir o meu próprio caminho. **Anurag Verma, College of Pharmacy** I.F.T.M., Moradabad, que orientou este trabalho de projeto e me ajudou sempre que precisei. Anurag Verma, que orientou este trabalho de projeto e me ajudou sempre que precisei. Teve sempre tempo para discussões e mostrou continuamente grande interesse na minha investigação. Uma das suas melhores facetas é a sua capacidade de estimular a imaginação e a criatividade.

Agradeço ao Diretor-Geral, Dr. R. M. Dubey, por ter disponibilizado as infra-estruturas e todas as instalações necessárias para a realização do meu trabalho de investigação.

Estou grato ao Prof. A. K. Ghosh, IFTM, Moradabad, pelo seu apoio.

Agradeço a todos os membros do corpo docente do College of Pharmacy, IFTM, Moradabad pelas suas sugestões valiosas e oportunas.

As palavras derrotam-me ao expressar os meus sinceros agradecimentos aos meus seniores, aos meus juniores e ao pessoal não docente durante o M. Pharm. e pelo seu constante encorajamento durante o meu M. Pharm.

Estou grato aos meus queridos colegas Raghav, Prabhu, Navneet, Prashant, Anand, Naveen, Ashish singh, Kamla, Pushp, Prateek, Manish, Ravi, Chaturvedi, Chavi, Mridulla, Esha, Niti, Richa pelo seu apoio e cooperação constantes no meu trabalho de projeto.

Os meus sinceros agradecimentos à mamã, ao papá e à minha irmã, My Ancestors, pelo seu apoio, encorajamento e companheirismo.

Agradeço a todos os que me ajudaram, direta ou indiretamente, a concluir com êxito o meu trabalho de projeto.

ÍNDICE DE CONTEÚDOS

LISTA DE ABREVIATURAS UTILIZADAS

AUC	Area under Curve
BP	British Pharmacopoeia
^{0}C	Degree centigrate
$CaCl_2$	Calcium Chloride
CMC	Carboxy methyl Cellulose
CPS	Centipoise
DDS	Drug delivery system
DNA	Deoxy ribonucleic acid
DSC	Differential Scanning Calorimetry
FDDS	Floating drug delivery system
FT-IR	Fourier Transform Infrared
Gelu	Gelucire
GET	Gastric emptying time
GRDDS	Gastroretentive drug delivery system
GG	Gellan Gum
g.i.t	Gastro intestinal tract
HPMC	Hydroxy Propyl Methyl Cellulose
Hrs	Hour
IP	Indian Pharmacopoeia
IR	Infrared
I.V	Intra Venous

Kg	Kilogram
KBr	Potassium Bromide
$KMnO_4$	Potassium permagnate
LCD	Linear Charge Density
LMP	Low-methoxyl pectins
LR	Laboratory reagent
$\mu g/ml$	Microgram per milliliter
MB	Metronidazole benzoate
mg	milligram
MTZ	Metronidazole base
Min	Minute
N	Slope
NFC	Norfloxacin
Nm	Nanometer
$NaHCO_3$	Sodium bicarbonate
PCL	Poly (ε-caprolactone)
PEC	Poly electrolyte Complex
pH	-ve log of Hydrogen ion conc.
%	Percentage
R^2	Regression coefficient
Rpm	Revolution per minute
Sd	Standard deviation
SA	Sodium alginate
SEM	Scanning Electron Microscope
SGF	Simulated gastric fluid
SDS	Sodium dodecyl sulfate
USP	United State Pharmacopoeia
TID	Three times per day
UV	Ultraviolet
w/w	Weight/Weight
w/v	Weight/Volume

CAPÍTULO 1

1. INTRODUÇÃO

A via oral representa atualmente a via predominante e mais preferida para a administração de medicamentos. Ao contrário da maioria das formas de dosagem parenterais, permite uma fácil administração pelo doente e é a forma natural e, por conseguinte, muito conveniente para a introdução de substâncias no corpo humano.

Os sistemas de administração oral de medicamentos (DDS) dividem-se em sistemas de libertação imediata e sistemas de libertação modificada. Os DDS de libertação imediata destinam-se a desintegrar-se rapidamente e a apresentar uma libertação instantânea do fármaco. Estão associados a um rápido aumento e diminuição e, por conseguinte, a flutuações nos níveis plasmáticos do fármaco, o que conduz a uma redução ou perda da eficácia do fármaco ou a um aumento da incidência de efeitos secundários. A administração do DDS várias vezes por dia é, por conseguinte, necessária para compensar a diminuição da concentração plasmática do medicamento devido ao metabolismo e à excreção.

Os sistemas de libertação modificada, por outro lado, foram desenvolvidos para melhorar os perfis farmacocinéticos dos ingredientes farmacêuticos activos (API) e a adesão dos doentes, bem como para reduzir os efeitos secundários (Eisen et al., 1990, Getsios et al., 2004, Sansom, 1999). Os sistemas de libertação oral modificada são mais frequentemente utilizados para 1. libertação retardada (por exemplo, utilizando um revestimento entérico), 2. libertação prolongada (por exemplo, libertação de ordem zero, de primeira ordem, bifásica, etc.), 3. libertação programada (por exemplo, pulsátil, desencadeada, etc.) e 4. libertação específica do local ou temporizada (por exemplo, para libertação no cólon ou retenção gástrica). Os sistemas de libertação prolongada, sustentada ou prolongada de fármacos são termos utilizados como sinónimos para descrever este grupo de dispositivos de libertação controlada de fármacos, com previsibilidade e reprodutibilidade na cinética de libertação do fármaco (Longer e Robinson, 1990). As formas de dosagem de libertação retardada distinguem-se das acima mencionadas por apresentarem um tempo de atraso pronunciado antes de o fármaco ser libertado. As formas de dosagem orais de libertação prolongada oferecem a oportunidade de fornecer níveis plasmáticos constantes ou quase constantes do fármaco durante um período de tempo prolongado após a administração (Hoffman, 1998).

As DDS de libertação prolongada incluem formas de dosagem de unidade única, como comprimidos ou cápsulas, e formas de dosagem de unidades múltiplas, como minitabletes, pellets, esferas ou grânulos, quer como dispositivos revestidos (reservatório) ou matriciais (Kumar e Kumar, 2001).

As DDS de libertação prolongada oferecem várias vantagens em comparação com as DDS convencionais (Siepmann e Siepmann, 2008), incluindo

> Evitar as flutuações do nível do fármaco através da manutenção de concentrações plasmáticas e tecidulares terapêuticas óptimas durante períodos de tempo prolongados, evitando concentrações subterapêuticas e tóxicas, minimizando assim o risco de insucesso do tratamento médico e os efeitos secundários indesejáveis.

> Reduzir a dose administrada, obtendo efeitos comparáveis.

> A redução da frequência de administração conduz a uma maior adesão dos doentes e, subsequentemente, a uma maior eficácia da terapêutica e da relação custo-eficácia.

> Orientação ou tempo de ação do fármaco. Por conseguinte, é altamente desejável desenvolver DDS sustentados que libertem o fármaco a taxas predeterminadas para atingir níveis óptimos de fármaco no local de ação.

Por outro lado, os medicamentos administrados como forma de dosagem oral de libertação prolongada ou sustentada devem cumprir os seguintes parâmetros:

> Manter um nível plasmático constante durante períodos de tempo prolongados;

> Ter uma janela terapêutica alargada para evitar riscos para a saúde do doente em caso de libertação indesejável da dose nominal (Hoichman et al., 2004).

1.1. Sistemas de administração de medicamentos gastroretentivos

A retenção das formas de dosagem orais na parte superior do TGI provoca um tempo de contacto prolongado do fármaco com a mucosa gastrointestinal, conduzindo a uma maior biodisponibilidade e, por conseguinte, a uma maior eficácia terapêutica, a intervalos de tempo reduzidos para a administração do fármaco, a uma potencial redução do tamanho da dose e, por conseguinte, a uma melhor adesão do doente (Fell, 1996). Por conseguinte, os DDS de libertação prolongada com propriedades de retenção gástrica podem ser potencialmente úteis (Streubel et al., 2006).

1.1.1. Factores fisiológicos que afectam a retenção gástrica
1.1.1.1. O processo de esvaziamento gástrico

O estômago está anatomicamente dividido em três partes: fundo, corpo e piloro (antro pilórico e esfíncter pilórico). O estômago proximal, constituído pelas regiões do fundo e do corpo, serve de reservatório para os materiais ingeridos, enquanto a região distal, o piloro, é o principal local de mistura de movimentos, actuando como bomba para realizar o esvaziamento gástrico.

Com base nos estados de jejum e de alimentação do estômago, foram identificados dois padrões distintos de motilidade gastrointestinal.

No estado de jejum, o processo de esvaziamento gástrico é caracterizado por uma série interdigestiva de eventos eléctricos, que circulam através do estômago e do intestino delgado a cada 2-3 horas (Fell., 1996). Esta atividade é designada por ciclo mioeléctrico interdigestivo ou complexo mioeléctrico de migração interdigestiva (IMMC), que se divide em quatro fases consecutivas (Sarna., 1985, Sarna e Otterson., 1988, Schemann e Ehrlein., 1986, Wilding et al., 2001). A fase I é um período quiescente que dura entre 40 e 60 minutos, com raras contracções. A fase II é um período de duração semelhante, constituído por potenciais de ação intermitentes e contracções que aumentam gradualmente de intensidade e frequência à medida que a fase avança. A fase III é um período curto de contracções intensas, grandes e regulares, com uma duração de 4 a 6 minutos, também designada por "onda do guarda da casa", uma vez que os materiais não digeridos são varridos para fora do estômago e para o intestino delgado nesta fase. Quando a fase III de um ciclo chega ao fim do intestino delgado, a fase III do ciclo seguinte começa no duodeno. A fase IV, uma breve fase de transição, ocorre entre a fase III e a fase I de dois ciclos consecutivos.

No estado alimentado, o início do IMMC é retardado e, por conseguinte, a taxa de esvaziamento gástrico é mais lenta (Deshpande et al., 1996). Por outras palavras, a alimentação provoca um atraso no início do esvaziamento gástrico.

Os factores que afectam o esvaziamento gástrico e, consequentemente, o tempo de retenção gástrica de uma forma de dosagem oral incluem

> Tamanho, forma e densidade da forma de dosagem (Coupe et al., 1991, Khosla e Davis., 1990, Timmermans e Moes., 1994).

> Ingestão concomitante de alimentos, sua natureza, conteúdo calórico e frequência de ingestão (Abrahamsson et al., 1993, Coupe et al., 1993, O'Reilly et al., 1987, Sangekar et al., 1987, Wilding et al., 1992). Curiosamente, a maior parte dos estudos relacionados com os efeitos dos alimentos no tempo de permanência gástrica dos sistemas flutuantes partilham o ponto de vista comum de que a ingestão de alimentos é o principal fator determinante do esvaziamento gástrico, enquanto a gravidade específica tem apenas um efeito menor no processo de esvaziamento (Davis et al., 1986, Mazer et al., 1988, Sangekar et al., 1987), ou não tem qualquer efeito

> Medicamentos como os agentes anticolinérgicos (por exemplo, atropina, propantelina), opiáceos (por exemplo, codeína) e agentes procinéticos (por exemplo,

metoclopramida, cisaprida) (Hocking et al., 1988, Kaus et al., 1984).

> Factores biológicos como o sexo, a postura, a idade, o sono, o índice de massa corporal, a atividade física e os estados de doença, por exemplo, diabetes e doença de Crohn (Bennett et al., 1984; Coupe et al., 1992a, 1992b; Hermansson e Sivertsson, 1996).

Uma vez que muitos factores podem levar a alterações no processo de esvaziamento gástrico, o que pode afetar seriamente a libertação de um fármaco do seu sistema de administração, é, por conseguinte, desejável desenvolver um DDS que apresente um tempo de permanência gastrointestinal prolongado e um perfil de libertação do fármaco independente das variáveis relacionadas com o doente (Whitehead et al., 1998).

1.1.1.2. O pH gástrico

O pH gástrico é influenciado por muitos factores como a dieta, a doença, a presença de gases ou ácidos gordos e outros produtos de fermentação (Rubinstein, 1990), a idade (Varis et al., 1979), as condições patológicas (Holt et al., 1989, Lake-Bakaar et al., 1988), os fármacos, bem como a variação intra e inter-sujeitos. Esta variação do pH pode influenciar significativamente o desempenho dos medicamentos administrados por via oral.

A radiotelemetria, um dispositivo não invasivo, tem sido utilizada com êxito para medir o pH gastrointestinal em seres humanos. Foi referido que o valor médio do pH gástrico em homens saudáveis em jejum é de 1,7 ± 0,3 (Chung et al., 1986, Dressman et al., 1990, Russell et al., 1993), enquanto o das mulheres é ligeiramente inferior (Charman et al., 1997, Feldman e Barnett., 1991). Por outro lado, no estado alimentado, o pH gástrico médio em homens saudáveis foi registado entre 4,3 - 5,4 (Dressman et al., 1990), e o pH voltou ao nível basal em cerca de 2 a 4 horas.

Cerca de 20% dos idosos apresentam uma secreção ácida gástrica diminuída (hipocloridria) ou nula (acloridria), o que leva a um valor de pH basal superior a 5,0 (Varis et al., 1979). Condições patológicas como a anemia perniciosa e a SIDA podem reduzir significativamente a secreção de ácido gástrico, levando a um pH gástrico elevado (Holt et al., 1989, Lake-Bakaar et al., 1988). Além disso, medicamentos como os antagonistas dos receptores H2 e os inibidores da bomba de protões reduzem significativamente a secreção de ácido gástrico.

Por conseguinte, o pH gástrico é uma consideração importante na seleção de uma substância medicamentosa, excipientes e veículo do medicamento para a conceção de sistemas de administração intragástrica.

1.2 Característica da entidade medicamentosa para a forma de dosagem retentiva gástrica:

> Medicamentos com potencial para alterar a flora normal do trato gastrointestinal, em particular a flora do cólon, por exemplo, antibióticos como a amoxicilina, cefpodoxima proxetil, cefuroxima axetil, clindamicina, azitromicina, ciprofloxacina, etc. Medicamentos que têm uma janela de absorção estreita na parte superior do TGI, por exemplo, ciclosporina, cloridrato de metformina, ciprofloxacina, etc.

> Medicamentos susceptíveis de serem degradados pelas enzimas intestinais, por exemplo, Cefpodoxime proxetil, Cefuroxime Axetil, Doxifluridina, Digoxina e Ciclosporina.

> Fármacos susceptíveis de serem inactivados pelos transportadores de fármacos que residem nos enterócitos do trato gastrointestinal inferior (por exemplo, transportadores da p-glicoproteína, etc.). Por exemplo, Cefpodoxime proxetil, Ciprofloxacina, Ciclosporina, Sequinavir, inibidores da protease do VIH, etc.

> Medicamentos que requerem um ambiente ácido para uma biodisponibilidade efectiva. Por exemplo, Cefpodoxime proxetil, Cefuroxime Axetil, Ésteres de Ampicilina, Digoxina, Cetoconazol, Fluconazol, etc.

> Fármacos solúveis em meio ácido mas muito pouco solúveis ou insolúveis em meio alcalino, por exemplo, Cefpodoxime proxetil, Cefuroxime Axetil, Nelfinavir, Ofloxacina, etc.

> Medicamentos utilizados para tratar afecções locais do estômago ou do intestino superior, por exemplo, amoxicilina, claritromicina, cimetidina, ranitidina, etc.

Em geral, o grupo de medicamentos que beneficia de uma aplicação oral utilizando um DDS gastroretentivo inclui analgésicos, antibióticos, tranquilizantes, diuréticos, antidepressivos, vitaminas, hormonas, antiácidos e medicamentos antiparkinsónicos (Hoichman et al., 2004).

Os DDS gastroretentivos, por outro lado, não são adequados para fármacos que possam causar lesões gástricas, por exemplo, agentes anti-inflamatórios não esteróides e substâncias medicamentosas que são instáveis no ambiente fortemente ácido do estômago. Além disso, os sistemas gastroretentivos não oferecem vantagens significativas em relação às formas de dosagem convencionais para os fármacos, que são absorvidos ao longo do trato gastrointestinal (Talukder e Fassihi, 2004). Reconhece-se, no entanto, que existem muitas restrições fisiológicas que podem limitar o desenvolvimento de tais sistemas de administração.

1.3 Abordagens à retenção gástrica:

Nas últimas três décadas, foram adoptadas várias abordagens para aumentar a retenção das formas de dosagem orais no estômago. As abordagens mais comuns utilizadas para aumentar o tempo de permanência gástrica das formas de dosagem farmacêuticas incluem a coadministração do DDS com agentes farmacológicos que retardam a motilidade gástrica (Groning e Heun., 1984, Heun, 1989), 2. sistemas bioadesivos (Alvisi et al., 1996, Bravo-Osuna et al., 2007, Ponchel e Irache, 1998), 3. sistemas de aumento de tamanho, que são devidos à expansão e modificação da forma (Cargill et al, 1988, Fix et al., 1993, Kedzierewicz et al., 1999, Klausner et al., 2003) ou inchaço (Deshpande et al., 1997, Groning et al., 2007, Groning et al., 2006, Shalaby et al., 1992), e sistemas de densidade controlada que são sistemas de alta densidade (Clarke et al, 1995, Clarke et al., 1993, Rouge et al., 1998, Tuleu et al., 1999) ou sistemas flutuantes (Hwang et al., 1998, Stops et al., 2008, Whitehead et al., 1998, Yang et al., 1999).

1.3.1 Coadministração de agentes farmacológicos que diminuem a motilidade gástrica

Isto inclui a ingestão de polímeros indigestos (Leung et al., 1993, Russel e Bass, 1985, Russell e Bass, 1985), ou sais de ácidos gordos (Groning e Heun, 1984, Groning e Heun, 1989, Keinke e Ehrlein, 1983, Malbert, 1999) que alteram o padrão de motilidade do estômago para um estado alimentado, diminuindo assim a taxa de esvaziamento gástrico e, consequentemente, permitindo o prolongamento da libertação do fármaco (Deshpande et al., 1996, Klausner et al., 2003, Moes., 1993, Reddy e Murthy., 2002). Várias destas técnicas foram consideradas bem sucedidas em vários testes in vitro (Srivastava et al., 2005, Talukder e Fassihi., 2004, Umamaheshwari et al., 2003) ou em investigações pré-clínicas, demonstrando particularmente uma retenção prolongada num modelo canino (Chen et al., 2000, Davis., 2005, Fix et al., 1993).

1.3.2 Sistemas bioadesivos

Esta abordagem é utilizada para localizar um dispositivo de administração no lúmen e na cavidade do corpo para melhorar o processo de absorção do fármaco num local específico

(Itoh et al., 1986). Um bioadesivo pode ser definido como uma substância com a capacidade de interagir com materiais biológicos e é capaz de ser retido no substrato biológico durante um período de tempo. A bioadesão ocorre sempre na presença de água (Andrews et al., 2009, Park e Robinson., 1985).

Envolve a utilização de polímeros bioadesivos que podem aderir à superfície epitelial do TGI. Trata-se geralmente de substâncias gelificantes macromoleculares e hidrofílicas com numerosos grupos formadores de ligações de hidrogénio, tais como grupos carboxilo, hidroxilo, amida e sulfato (por exemplo, ácidos poliacrílicos reticulados, carboximetilcelulose de sódio (CMC), alginato de sódio e carragenina). Foi estudado um amplo espetro de polímeros relativamente às suas propriedades bioadesivas. Concluiu-se que os polímeros aniónicos têm melhor capacidade de ligação do que os polímeros neutros ou catiónicos (Lehr., 1994). O mecanismo proposto para a bioadesão é a formação de ligações de hidrogénio e electrostáticas no limite entre o muco e o polímero (Pardeep K. Gupta et al., 1990), embora ainda não esteja claro. A hidratação rápida em contacto com a superfície muco-epitelial parece favorecer a adesão.

1.3.3 Sistemas de aumento de tamanho

Esta abordagem envolve a retenção da forma de dosagem no estômago, aumentando o seu tamanho acima do esfíncter pilórico. Devido a variações significativas entre indivíduos, o tamanho de corte não pode ser dado com exatidão, mas o seu diâmetro foi reportado como sendo de 12,8 ± 7,0 mm (Quigley., 1996, Streubel *et al.*1994), estimando que as formas de dosagem devem apresentar um tamanho mínimo de 13 mm para serem retidas no estômago, no entanto, foi reportado que unidades ainda maiores são esvaziadas através do piloro (Streubel et al., 2006).

A fim de facilitar a deglutição, a forma de dosagem deve ter um tamanho inicialmente pequeno. Uma vez no estômago, as formas de dosagem devem aumentar rapidamente de tamanho, para evitar o esvaziamento prematuro através do piloro. A fim de evitar a acumulação após múltiplas administrações, o sistema deve ser eliminado do estômago após um intervalo de tempo pré-determinado. Além disso, a forma de dosagem não deve ter qualquer efeito sobre a motilidade gástrica ou o processo de esvaziamento e deve ser pouco dispendiosa para o fabrico industrial (Klausner et al., 2003).

O aumento do tamanho dos sistemas pode basear-se em vários princípios, incluindo a expansão devido a excipientes expansíveis ou o desdobramento e/ou modificação da forma (para formas geométricas complexas) no estômago.

1.3.4 Expansão de sistemas expansíveis

A expansão deste tipo de DDS deve-se geralmente à presença de formadores de hidrogel específicos que, após a deglutição, aumentam drasticamente de tamanho em contacto com o meio aquoso. Este aumento de tamanho impede a sua saída do estômago através do piloro. Como resultado, a forma de dosagem é retida no estômago durante um longo período de tempo. Estes sistemas podem ser designados por "sistemas de tipo tampão", uma vez que apresentam uma tendência para permanecerem alojados no esfíncter pilórico (Mamajek., 1980).

1.3.5 Sistemas de desdobramento e de forma modificada

Trata-se de formas geométricas não desintegrantes moldadas a partir de elastómeros silásticos ou extrudidas a partir de misturas de polietileno, que prolongam o tempo de permanência gástrica em função do tamanho, da forma e do módulo de flexão do dispositivo de administração do medicamento (Kedzierewicz et al., 1999).

Foram investigados dispositivos com diferentes formas geométricas, tais como bastão sólido contínuo, tetraedro, anel, folha de trevo, disco de plaina, fio e pellet/esfera (Caldwell., 1988). Estes sistemas consistem em pelo menos um polímero erodível (por exemplo, Eudragit, hidroxipropilcelulose), um polímero não erodível (por exemplo, poliamidas, poliolefina, poliuretanos) e um fármaco disperso na matriz polimérica. As formas de trevo, disco, cordão e pastilha foram moldadas a partir de elastómero silástico, enquanto as formas de tetraedro e anel rígido foram fabricadas a partir de misturas de polietileno de baixa densidade e copolímero de etileno: acetato de vinilo. Os dispositivos são compressíveis até um tamanho adequado para serem engolidos dentro de uma cápsula e são auto-expansíveis até um tamanho que impede a sua passagem através do piloro. Além disso, são suficientemente resistentes às forças do estômago para impedir a passagem rápida através do piloro durante um período de tempo pré-determinado e corroem-se na presença de sucos gástricos.

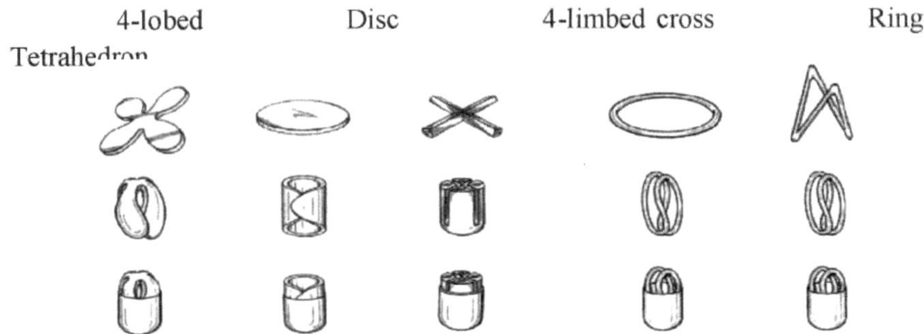

Fig.1. Diferentes formas geométricas de sistemas desdobráveis propostas por Caldwell et., al

1.3.6 Sistemas com controlo de densidade

1.3.6.1 Sistemas de alta densidade

Estes dispositivos utilizam o seu peso como mecanismo de retenção. Quando a densidade do sistema é superior à do suco gástrico ($\sim$1,004 g/cm^3), o dispositivo assenta no fundo do estômago e permanece localizado abaixo do piloro. Isto pode ser conseguido através da inclusão de um material inerte pesado, como o óxido de zinco, o dióxido de titânio, o pó de ferro ou o sulfato de bário (Clarke et al., 1995, Rouge et al., 1998) nas pastilhas do núcleo que contêm o fármaco ou revestindo-as com esse material. Estes materiais aumentam a densidade até 1,5-2,4 g/cm^3 .

No entanto, foi referido que estes dispositivos não aumentaram significativamente o tempo de permanência gástrica (Gupta e Robinson, 1995).

1.3.6.2 Sistemas flutuantes

O conceito de DDS flutuante foi descrito pela primeira vez na literatura em 1968 (Davis., 1968), quando Davis desenvolveu um método para ultrapassar a dificuldade sentida pelas pessoas de se engasgarem ou sufocarem ao engolir comprimidos medicinais. Sugeriu que essa dificuldade poderia ser ultrapassada fornecendo comprimidos com uma densidade inferior a 1,004 g/cm3, de modo a que o comprimido flutuasse à superfície da água. Desde então, têm sido utilizadas várias abordagens para desenvolver um sistema de flutuação ideal.

Os DDS flutuantes têm uma densidade aparente inferior à dos fluidos gástricos ($<\sim$1,004 g/cm^3), pelo que permanecem flutuantes no estômago sem afetar a taxa de esvaziamento gástrico durante um período de tempo prolongado. Enquanto o sistema flutua no conteúdo gástrico, o fármaco é libertado lentamente do sistema a uma taxa desejada. Após a libertação do fármaco, o sistema residual é esvaziado do estômago.

Isto resulta num aumento do tempo de retenção gástrica e, em alguns casos, num melhor controlo das flutuações das concentrações plasmáticas do fármaco (Whitehead et al., 1998). As propriedades de flutuação baseadas no mecanismo de flutuabilidade dividem-se em: sistemas não efervescentes com baixa densidade inerente ou baixa densidade devido ao inchaço; e sistemas efervescentes com baixa densidade devido à geração e aprisionamento de gás. A maioria dos sistemas flutuantes relatados na literatura são sistemas de unidade única, como HBS e comprimidos flutuantes. Os sistemas não são fiáveis e são irreprodutíveis no que diz respeito ao prolongamento do tempo de permanência no estômago quando administrados por via oral devido ao seu processo de esvaziamento total ou parcial (Kawashima et al., 1991). Por outro lado, as formas de dosagem de unidades múltiplas, como as microesferas ocas (microbolões), os grânulos, as esferas e os pellets, são mais adequadas, uma vez que se alega que reduzem a variabilidade inter e intra-sujeitos na absorção e reduzem a probabilidade de descarga da dose (Rouge et al., 1997).

1.3.6.2.1 Sistemas flutuantes de administração de medicamentos não efervescentes

Os sistemas com uma densidade inicialmente baixa são altamente desejados, uma vez que evitam o risco de esvaziamento prematuro do estômago. A baixa densidade inerente pode ser proporcionada pelo aprisionamento de ar (Iannuccelli et al., 1998, Kawashima et al., 1991, Kawashima et al., 1992, Nakamichi et al., 2001, Sato et al., 2003, 2004), ou pela incorporação de materiais de baixa densidade, como substâncias gordas ou óleos (Spickett., 1993, Ushimaru, Uma das abordagens envolve a mistura do fármaco com um hidrocolóide formador de gel, que incha em contacto com o fluido gástrico após administração oral e mantém uma integridade relativa da forma e uma densidade aparente inferior à unidade, dentro da barreira gelatinosa externa (Hilton e Deasy, 1992). O ar aprisionado pelo polímero inchado confere flutuabilidade a estas formas de dosagem durante 6 horas. Além disso, o fármaco é libertado lentamente por difusão controlada através da barreira gelatinosa.

1.3.6.2.2 Sistemas de administração de medicamentos flutuantes efervescentes

Esta abordagem fornece sistemas flutuantes de administração de medicamentos com base na formação de gás CO_2. Utiliza componentes efervescentes como o bicarbonato de sódio ($NaHCO_3$) ou o carbonato de sódio e, adicionalmente, ácido cítrico ou tartárico (Rubinstein e Friend, 1994). Em alternativa, podem ser utilizadas matrizes contendo câmaras de líquidos que gaseificam à temperatura corporal (Michaels, 1975, Michaels, 1974, Ritschel, 1991). Ao entrar em contacto com o meio ácido, é libertado um gás que produz um movimento ascendente da forma de dosagem e mantém a sua flutuabilidade. Uma diminuição da gravidade específica faz com que a forma de dosagem flutue no quimo.

Os componentes geradores de CO_2 podem ser misturados com os componentes da matriz do comprimido, produzindo um comprimido de camada única (Hashim e Li Wan Po., 1987) ou comprimindo os componentes geradores de gás numa camada contendo hidrocolóide e o fármaco noutra camada formulada para um efeito de libertação sustentada, produzindo assim um comprimido de duas camadas (Ingani et al., 1987). Este conceito também foi explorado para sistemas de cápsulas flutuantes (Stockwell et al., 1986), bem como para sistemas de libertação de fármacos com várias unidades.

Geralmente, os sistemas efervescentes têm a desvantagem de não flutuar imediatamente após a ingestão, porque o processo de produção de gás demora algum tempo. Por conseguinte, podem ser eliminados do estômago antes de se tornarem eficazes. O desempenho dos sistemas de administração de fármacos flutuantes e de baixa densidade depende fortemente do estado de enchimento do estômago. No entanto, esta abordagem pode prolongar com êxito o tempo de retenção gástrica (Talukder e Fassihi., 2004) e já levou à produção de produtos farmacêuticos, que estão comercialmente disponíveis no mercado (Singh e Kim., 2000).

1.4 Sistemas de administração de medicamentos comercializados com retenção gástrica

Embora os sistemas de retenção gástrica tenham sido objeto de interesse por parte de muitos grupos de investigação nas últimas três décadas, até à data apenas estão disponíveis no mercado alguns sistemas. Obviamente, muitos obstáculos têm de ser ultrapassados para garantir um funcionamento fiável dos sistemas gastroretentivos.

1.4.1 Sistemas flutuantes de administração de medicamentos comercializados

O Madopar **HBS®**, um agente antiparkinsoniano, é um produto disponível no mercado, comercializado pela Hoffmann-LaRoche. Contém 100 mg de levodopa e 25 mg de benserazida, um inibidor periférico da dopa descarboxilase. É constituído por uma cápsula de gelatina, concebida para flutuar à superfície dos fluidos gástricos. Após a dissolução do invólucro de gelatina, forma-se um corpo mucoso constituído pelos fármacos activos e por outras substâncias. Os fármacos difundem-se a partir das camadas limite hidratadas da matriz à velocidade desejada (Ceballos-Baumann et al., 1990, Chouza et al., 1987, Erni e Held., 1987).

Valrease® é outra cápsula flutuante, comercializada pela Hoffmann-La Roche. Contém 15 mg de diazepam, que é mais solúvel em pH baixo; por conseguinte, a absorção é mais desejável no estômago. Os componentes do medicamento formam uma massa gelatinosa macia no estômago e são libertados gradualmente. O sistema HBS maximiza a dissolução do fármaco ao prolongar o tempo de permanência no estômago (Pies., 1982).

O Gaviscon® líquido, uma preparação de alginato líquido flutuante, é utilizado para suprimir o refluxo gastroesofágico (RGE) e aliviar os sintomas de queimadura cardíaca. A formulação é constituída por uma mistura de alginato, que forma um gel de ácido algínico, e um componente de carbonato ou bicarbonato, que desenvolve CO_2 ao reagir com o conteúdo ácido do estômago. O gel formado retém o CO_2 formado e, consequentemente, flutua no conteúdo do estômago (Washington et al., 1986).

Topalkan® é um antiácido de alumínio e magnésio de terceira geração, que também contém ácido algínico na sua fórmula. Tem efeitos antipépticos e protectores em relação à membrana mucosa do estômago e do esófago e proporciona, juntamente com os sais de magnésio, uma camada flutuante da preparação no estômago (Degtiareva et al., 1994).

O Almagate **flotcoat®** é outra nova formulação antiácida que confirma uma maior potência antiácida juntamente com um tempo de residência gástrica prolongado e uma administração segura e alargada de medicamentos antiácidos (Fabregas et al., 1994).

1.4.2 Sistemas de administração de medicamentos com dimensão comercial crescente

A tecnologia accuform da depomed baseia-se numa mistura única de polímeros com o API, que forma uma substância semelhante a um gel no trato gastrointestinal, que impede o medicamento de passar pela abertura pilórica e, entretanto, liberta o medicamento de forma controlada. Existem dois produtos disponíveis no mercado.

Glumetza®, um produto comercialmente disponível pela Depomed, Inc., Menlo Park, CA, EUA, é uma formulação de comprimidos de libertação prolongada com retenção gástrica de 500 ou 1000 mg de metformina que proporciona um controlo glicémico eficaz, sustentado e bem tolerado com uma administração diária (Schwartz et al., 2006; Schwartz et al., 2008).

O **Proquin®** XR é outro produto comercialmente disponível da Depomed, baseado na tecnologia accuform. Trata-se de um antibiótico que contém 500 mg de ciprofloaxacina e é indicado para o tratamento de infecções do trato urinário não complicadas (cistite aguda) causadas por estirpes susceptíveis de *Escherichia coli* e *Klebsiella pneumonia* (Fourcroy et al., 2005).

1.5 Pérolas de gel de emulsão flutuante

Nestes sistemas, uma emulsão composta por um polímero hidrofílico (como o alginato de sódio ou a pectina) e um material lipídico (como os óleos vegetais de baixa densidade) é extrudida gota a gota num meio de gelificação constituído por Ca^{++}. As esferas de gel são formadas instantaneamente devido à gelificação ionotrópica. Estas esferas de óleo, de baixa densidade, permanecem flutuantes nos fluidos estomacais durante um período de tempo mais longo. Estas propriedades das pérolas são aplicáveis não só à administração sustentada de fármacos com janela de absorção no TGI superior, mas também à administração de fármacos específicos no estômago. No entanto, estas pérolas sofrem frequentemente de fugas de óleo e de rancidez. A utilização de materiais lipídicos feitos à medida, que são sólidos à temperatura ambiente e têm uma composição química conhecida, pode constituir uma melhor alternativa à utilização de óleos. O Gelucire é um desses lípidos feitos por medida. Os Gelucire são uma família de veículos derivados de misturas de mono, di e triglicéridos com ésteres de polietilenoglicol (PEG) de ácidos gordos. Trata-se de material lipídico feito à medida, com constituintes químicos conhecidos. Estes sistemas estão disponíveis com uma gama de propriedades que dependem do seu equilíbrio hidrofílico e lipofílico (HLB).

1.6 Tecnologias utilizadas para as esferas de gel flutuante:

De um modo geral, existem duas formas de preparação de pérolas de gel de emulsão (Patil J.S., 2010)

1.6.1 Método de gotejamento ou extrusão com seringa:

As pérolas de gel em emulsão podem ser amplamente produzidas deixando cair uma solução aquosa de polianião numa solução de catião, normalmente cloreto de cálcio. Embora se trate de uma forma simples e rápida de obter transportadores de fármacos em partículas, o método apresenta uma grande limitação que consiste na perda de fármaco durante a preparação das esferas (Liu P., 1999, Torre M.L., 1998).

Além disso, a matriz formada é geralmente muito permeável e pouca ou nenhuma libertação de fármaco pode ser controlada no núcleo de fármacos solúveis (Ostburg T., 1994). Por conseguinte, foi sugerida uma utilização preferencial destas esferas de gel de emulsão na administração de fármacos de baixa solubilidade ou micromoleculares (Shiraishi S., 1993). Uma vez que a maior parte das gotículas foram produzidas com agulhas de seringa, os tamanhos das partículas são relativamente grandes.

1.6.2 Técnica de atomização de ar:

Em alternativa, as pérolas podem também ser preparadas por um sistema de vibração ou por um método de atomização de ar. Podem formar-se gotículas relativamente mais pequenas utilizando um sistema de vibração ou um método de atomização de ar para extrudir a solução de polianiões. Este último envolve um atomizador de ar Turbotak. O ar pressurizado é alimentado para se misturar com a solução de polianiões, forçando a saída de pequenas gotículas de líquido através do orifício do bocal. Os catiões reticulam as gotículas de polianião em contacto para formar gotículas de microgel, que foram ainda reticuladas por polielectrólitos como a poli-L-lisina para formar uma membrana sobre as gotículas. As micropartículas obtidas com este método tinham um tamanho entre 5 e 15 μm (Gombotz W.R., 1991). Este método requer um dispositivo de extrusão especial ou um dispositivo de atomização que pode ter a desvantagem do custo elevado e do possível entupimento (Skgak-Braek G., 1991).

1.7 Tecnologias utilizadas no sistema de administração oral:

Os sistemas de libertação sustentada foram desenvolvidos ao longo dos últimos anos com base em várias tecnologias modificadas, destinadas a fornecer uma vasta seleção de agentes farmacêuticos. Foram aplicadas muitas tecnologias, incluindo: Dispositivos de Revestimento de Filme-Reservatório, Sistemas de Nano ou Micropartículas, Dispositivos Osmoticamente Controlados, Sistemas de Gel/Hidrogel e Sistemas de Matriz (Bikiaris D., 2007).

1.7.1 sistemas de administração oral de fármacos utilizando materiais poliméricos hidrofílicos:

Uma das características duradouras das tecnologias de libertação de fármacos é o papel central que os polímeros desempenham nos sistemas de libertação controlada e no fabrico dos dispositivos de libertação (Mainardes R. M., 2004). Os polímeros de fontes naturais são amplamente utilizados para sustentar a libertação de fármacos devido à sua não toxicidade, baixo custo e disponibilidade gratuita. Vários tipos de polissacáridos naturais (tais como: ágar, alginato de sódio, pectina, carragenano, celulose, quitosano, goma xantana, etc.) são amplamente utilizados na indústria farmacêutica e alimentar e são considerados seguros para consumo humano (Bhardwaj T. R., 2000).

Recentemente, tem sido dada uma atenção considerável ao desenvolvimento de géis poliméricos responsivos a estímulos com propriedades únicas, como a biocompatibilidade e a biodegradabilidade, para serem utilizados como um sistema de entrega que responde a sinais químicos ou físicos, incluindo o pH, o metabolito, o fator iónico ou a temperatura (Prabaharan M., 2006).

O pH é um parâmetro ambiental importante para a administração oral de fármacos devido às alterações fisiológicas do pH que ocorrem ao longo do trato gastrointestinal, desde o ambiente ácido no estômago, que normalmente apresenta um pH entre 1-3,5 no estado de jejum, até ao ambiente básico no intestino, com um pH entre 5-7 (Aulton M.2002, Itoh K., 2006). Estes polímeros sensíveis ao pH, com um grande número de grupos ionizáveis, apresentam alterações drásticas no seu grau de ionização em resposta a alterações mínimas do pH do meio aquoso. Estes polímeros contêm um pendente de grupos ácidos ou básicos que aceitam ou doam protões (Fogueri L. R., 2009).

Reconheceu-se que esses géis inteligentes poderiam ser potencialmente utilizados nos domínios farmacêuticos (Prabhakaram M., 2006). Historicamente, os géis de biopolímeros naturais têm sido utilizados tanto no sector alimentar como no farmacêutico (Jeong B., 2002). Os géis são considerados como sistemas semi-sólidos constituídos por uma suspensão de partículas interpenetradas por um líquido (USP 30-NF 25, 2007, Gupta P., 2002). As formulações orais de gel de libertação sustentada proporcionam meios de administração de medicamentos a doentes disfágicos (Miyazaki S., 2009).

As formas de dosagem oral são preparações que contêm um ou mais ingredientes num excipiente adequado. São úteis em doentes de todos os grupos etários com melhores resultados clínicos. No entanto, as formas de dosagem oral são mais propensas a uma melhor biodisponibilidade devido ao tempo variável de esvaziamento gástrico (GET), ao estado fisiológico do indivíduo e à conceção da formulação. Além disso, as formulações de dosagens orais tendem a ser volumosas, pelo que é essencial uma condição especial de armazenamento e transporte. Recentemente, poucos relatórios de investigação investigaram a possibilidade de manter a libertação do fármaco a partir de formulações de esferas orais. Estas novas formas de dosagem oral podem aumentar o tempo de contacto com o estômago, melhorar a biodisponibilidade local e sistémica, reduzir a frequência de dosagem e melhorar a aceitabilidade por parte dos doentes. Nos últimos anos, foram efectuados vários trabalhos sobre sistemas de administração de fármacos em esferas de emulsão (Nagarwal R.C., 2008; Lund W., 1994). Os géis poliméricos podem potencialmente prolongar o tempo de permanência gástrica dos medicamentos, pelo que foram propostas diferentes abordagens para reter a forma de dosagem no estômago (Rajinikanth P.S., 2007 e 2008).

Polímeros naturais como o alginato de sódio, a goma gelana e a pectina, em combinação com fontes de iões de cálcio, foram explorados para a conceção de preparações de pérolas em emulsão (Miyazaki S. 2001 e 1999, Kubo W., 2004). Foram também incorporados na formulação agentes mascarantes do sabor para disfarçar o sabor amargo dos fármacos (Miyazaki S., 2005).

1.7.2 Sistema de administração oral sustentada de fármacos utilizando materiais inertes hidrofóbicos:

Os sistemas de libertação à base de lípidos são transportadores adequados para várias substâncias medicamentosas e têm gerado um interesse potencial no desenvolvimento de medicamentos nos últimos anos. São amplamente utilizados para melhorar a administração e a biodisponibilidade de fármacos, mascarar o sabor ou na preparação de libertação controlada e sustentada (Krause J., 2009). A aplicação de matrizes lipídicas e de cera oferece uma vantagem particular devido à sua inércia química em relação a outros materiais, à versatilidade da formulação e à escolha de diferentes sistemas de administração de fármacos (Barakat N. S., 2008).

Os lípidos são tipicamente classificados de acordo com a sua estrutura química, polaridade, carácter e grau de interação com a água (Humberstone A. J., 1997). Os lípidos são geralmente insolúveis em água e são frequentemente identificados pela sua composição em ácidos gordos, ponto de fusão e equilíbrio hidrofílico-lipofílico (HLB). A temperatura de fusão dos lípidos aumenta geralmente com o peso molecular (comprimento da cadeia de hidrocarbonetos) e diminui com a insaturação do ácido gordo (Jannin V., 2008).

Os glicéridos são uma família de excipientes lipídicos cuja utilização em formulações de medicamentos orais tem vindo a aumentar (Hamdani J., 2003). As características dos glicéridos são determinadas pela natureza das suas cadeias de ácidos gordos, que podem ser saturadas (por exemplo, ácidos caproico, láurico, palmítico e esteárico) ou insaturadas (por exemplo, ácidos oleico, linoleico e palmitoleico) (Pinto J. F., 2001). Com efeito, a extensão da esterificação do glicerol pelos ácidos gordos de cadeia longa e a ausência de ésteres de PEG conferem-lhes uma propriedade hidrofóbica pronunciada, caracterizada pelo seu baixo valor hidrofílico-lipofílico (HLB) (Hamdani J., 2003).

Recentemente, tem sido dada muita atenção à utilização de Gelucire (mistura de glicéridos e ésteres de ácidos gordos de polietilenoglicol), Compritol 888 ATO5 (behenato de glicerilo), Precirol (palmito-estearato de glicerilo) e monooleato de glicerilo (GMO, monoglicérido insaturado) que podem ser utilizados para a preparação de formas de dosagem de libertação sustentada. Foram utilizadas várias técnicas, como a granulação por fusão, a peletização por fusão e o revestimento por fusão a quente (Hamdani J., 2003; Shah M. H., 2005).

1.7.3 Sistema de administração oral sustentada de fármacos utilizando misturas de hidrofílicos e hidrofóbicos:

Os materiais hidrofílicos são o material retardador dominante no sistema de entrega sustentada e controlada, porque formam uma estrutura polimérica semelhante a um gel quando incham, pelo que a libertação de fármacos a partir dessas matrizes é geralmente regida pelo processo de difusão.

Recentemente, muitas abordagens de libertação sustentada baseiam-se na combinação de excipientes hidrofílicos e lipofílicos, uma vez que esses sistemas são capazes de melhorar algumas características, como a especificidade do local de libertação, e de atingir a taxa de libertação desejada (Bikiaris D. 2007, Mainardes R. M., 2004). Muitos destes sistemas são concebidos como formas de dosagem sólidas orais. Por exemplo, a libertação de carbamazepina (CBZ) a partir de Compritol 888 ATO e polímeros de celulose (hidroxipropilmetilcelulose (HPMC) e Avicel) foi estudada por Barakat et al, 2008. A combinação do excipiente lipofílico hidrofílico como formador de matriz oferece um sistema flexível capaz de manter a libertação de CBZ.

Mirghani et al. prepararam esferas esféricas contendo diclofenac disperso em Compritol 888 encapsulado num invólucro de alginato de cálcio, em 2000. Verificou-se que a libertação depende do pH do meio de libertação. Não se observou desintegração ou inchaço a pH 1,2 e quando o pH foi alterado para 6,8, a libertação foi mais rápida do que quando a dissolução foi efectuada apenas a pH 6,8. Atribuíram este comportamento aos iões de cálcio nas esferas de alginato que foram totalmente descarregados num ambiente ácido e os grupos carboxilo foram deslocados para uma forma não ionizada.

Galal et al, 2004, prepararam uma matriz de Gelucire e aditivo hidrofílico (principalmente excipiente formador de gel) para controlar a libertação do fármaco. A libertação de carbamazepina das matrizes G 33/01 foi retardada pela adição de 2% de Aerosil (como aditivo hidrofílico). Este comportamento é explicado pela formação de um sistema gel-matriz.

Enquanto Al-Tanni et al, 2008, prepararam partículas poliméricas de libertação sustentada de diclofenac sódico dispersas em Gelucire 37/02, 50/02 e 64/02 e encapsuladas em invólucro de alginato de cálcio. Não ocorreu uma libertação significativa do fármaco num meio de dissolução de pH 1,5, ao passo que a libertação completa foi observada a pH 6,8 para o G 37/02. Os autores relacionaram esta observação com o inchaço considerável do gel de alginato a pH 6,8.

Outros grupos de investigação investigam a combinação de excipientes hidrofílicos/lipofílicos para conceber um sistema de formação de pérolas de gel em emulsão. Foi desenvolvido um novo sistema de monooleato de quitosanglicerilo (GMO) para manter a administração do fármaco. Formaram-se esferas de gel de emulsão flutuante a um pH biológico. A libertação in vitro de fármacos hidrofílicos e hidrofóbicos a partir deste gel foi muito rápida. A incorporação de glutaraldeído como reticulador retardou a libertação do fármaco (Ganguly S., 2004).

1.8 Objetivo das esferas de gel de emulsão flutuante:

As esferas de gel à base de hidrocolóides flutuantes sofrem frequentemente de uma fraca eficiência de encapsulamento e de uma libertação rápida do fármaco hidrofílico. A combinação do hidrocolóide com uma cera, óleo ou gordura resulta frequentemente numa melhoria da eficiência de encapsulamento, bem como na libertação do fármaco a partir destas matrizes. Se estes sistemas de pérolas forem formulados de modo a que as pérolas permaneçam flutuantes no fluido gástrico, é possível a libertação sustentada de um fármaco altamente hidrofílico num local específico. Estes sistemas melhoram sobretudo o resultado da terapia, além de trazerem benefícios económicos.

1.9 Plano de trabalho

1. Seleção e caraterização de moléculas de fármacos (base de Metronidazol e Norfloxacina) por métodos analíticos de UV, FTIR e DSC.
2. Seleção de polímeros e outros excipientes para a formulação de esferas de gel de emulsão flutuante, como Gelucire, alginato de sódio, utilizados em combinação ou podem ser utilizados isoladamente.
3. Estudos de pré-formulação de polímeros, excipientes e fármacos.
4. Formulação de pérolas de gel de emulsão pela técnica de gelificação em emulsão.
5. Caracterização dos grânulos de gel de emulsão através dos seguintes parâmetros.

> Estudo da interação fármaco-polímero
> Conformação de pérolas de gel de emulsão
> Topografia da superfície de pérolas gelificadas
> Índice de inchamento das pérolas
> Eficiência de aprisionamento do fármaco nos grânulos
> Libertação do fármaco *in vitro* dos grânulos
> Cinética das pérolas

Revisão do trabalho de investigação sobre pérolas de gel de emulsão flutuante:
Singh et al. (2011) prepararam pérolas de gel de emulsão de domperidona através da técnica de gelificação em emulsão. As esferas preparadas foram avaliadas quanto ao tamanho das partículas, à morfologia da superfície, à flutuabilidade, ao teor efetivo de fármaco e à eficiência de aprisionamento. Foi também estudado o efeito de diferentes óleos (óleo de rícino, azeite e óleo de linhaça) e concentrações de óleo (10%, 15% e 20%, w/w) na uniformidade, homogeneidade e integridade das esferas. Verificou-se que a densidade dos grânulos formulados variava entre 0,101 e 0,182 g/cm3. Os resultados da libertação *in vitro* do fármaco indicaram que o óleo de linhaça mostrou ser um bom retardador de libertação em comparação com o óleo de rícino e o azeite. Além disso, as pérolas formuladas com 15%, p/p de óleo de linhaça tinham uma forma mais uniforme, apresentavam uma flutuabilidade máxima e uma fuga mínima de óleo. O valor do expoente de difusão (n) variou de 0,4855 a 0,7710, indicando um

comportamento anómalo de libertação do fármaco que envolve inchaço, difusão e/ou erosão.

Singhal et al. (2010) prepararam pérolas de gel de alginato de cálcio flutuante com óleo de Aciclovir. As pérolas flutuantes com óleo preparadas pelo método de gelificação em emulsão foram optimizadas para o rácio polímero : agente reticulante (alginato de sódio/cloreto de cálcio), concentrações de óleo (10%, 20% e 30% w/w) e rácios fármaco : polímero (D: P) (1:1, 2:1 e 3:1). As esferas preparadas foram avaliadas quanto ao diâmetro, morfologia da superfície, eficiência de encapsulação, flutuabilidade e libertação in vitro. Os resultados indicaram claramente que a percentagem de óleo desempenha um papel importante no controlo da flutuação dos grânulos de alginato de cálcio incorporados em óleo. A libertação in vitro do fármaco nas condições de alimentação demonstrou uma libertação sustentada de Aciclovir durante 8 h, que melhor se ajustou ao modelo de Higuchi com n < 0,5. Os grânulos de alginato de cálcio contendo 20% de óleo e uma relação 2:1 D: P mostraram uma DEE óptima (89,54%). A microscopia eletrónica de varrimento revelou que os grânulos tinham uma forma esférica com uma superfície rugosa.

Fursule et al. (2009) desenvolveram pérolas de gel flutuante de agente antibacteriano, amoxicilina tri-hidratada, com base no conceito de densidade alterada pela técnica de gelificação em emulsão. Foram preparadas diferentes formulações de pérolas de gel flutuante aprisionadas em óleo utilizando alginato de sódio como agente gelificante. O grânulo preparado foi avaliado quanto ao diâmetro, morfologia da superfície e eficiência de encapsulamento. A percentagem de flutuabilidade das esferas de gel flutuante com óleo foi satisfatória. A microscopia eletrónica de varrimento (SEM) revelou que as esferas tinham uma forma esférica com superfícies rugosas.

Jaiswal et al. (2009) prepararam pérolas de gel de alginato flutuante aprisionadas em óleo através da técnica de gelificação em emulsão. Neste caso, o cloridrato de ranitidina é utilizado como fármaco modelo. As esferas de gel contendo óleo foram preparadas misturando suavemente ou homogeneizando a fase de óleo e água contendo alginato de sódio, que foi depois extrudido numa solução de cloreto de cálcio. Foram estudados os efeitos de factores como a concentração de óleo, o tempo de cura, o rácio fármaco : polímero, o rácio alginato : pectina e o agente de cura na eficiência de aprisionamento do fármaco, no tempo de flutuação, na morfologia e na libertação do fármaco. A minimização do tempo de cura das esferas levou a uma maior eficiência de aprisionamento do fármaco. A utilização de alginato de sódio e combinações de alginato de sódio e pectina foi utilizada para estudar o efeito na propriedade de sustentação das pérolas formadas. Verificou-se que o alginato de sódio não era suficiente para manter a libertação do fármaco a pH gástrico. Em vez disso, uma combinação adequada de alginato e pectina poderia proporcionar a libertação sustentada do fármaco. Os resultados mostram que estas pérolas podem envolver até mesmo um fármaco solúvel em água como o cloridrato de ranitidina em quantidade suficiente e também podem libertar com êxito o fármaco no estômago durante um período de tempo prolongado sem utilizar qualquer solvente orgânico e qualquer passo demorado na preparação.

Mishra et al. (2008) prepararam microesferas de gel flutuante gastroretentor de loratidina aprisionadas em óleo. As microesferas flutuantes aprisionadas em óleo preparadas pelo método de gelificação em emulsão foram optimizadas através de 2^3 design fatorial e uma proporção de polímero de 2,5:1,5 (pectina/alginato de sódio) em massa, 15% (m/v) de óleo (óleo mineral ou óleo de rícino) e 0,45 mol L^{-1} solução de cloreto de cálcio como condições de processamento optimizadas para a flutuabilidade e estabilidade física desejadas. A libertação in vitro do fármaco nas condições de alimentação demonstrou uma libertação sustentada de loratidina durante 8 h, que melhor se ajustou ao modelo de Peppas com n < 0,45. O revestimento de etilcelulose em microesferas optimizado por 2^3 desenhos factoriais resultou numa formulação de libertação controlada de loratidina que proporcionou uma libertação de ordem zero durante 8 h.

Fursule et al. (2008) prepararam pérolas de gel flutuante gastroretentivo de propranolol, aprisionadas em óleo, através da técnica de gelificação em emulsão. Nesta técnica, o alginato de sódio é utilizado como agente gelificante e o óleo mineral é utilizado como agente de flutuação. As pérolas preparadas tinham uma forma esférica e foram avaliadas quanto à libertação do fármaco in vitro, à topografia da superfície, à eficiência de aprisionamento e à conformação de qualquer interação fármaco-excipiente através da tecnologia DSC e FTIR. Verificou-se que a libertação do fármaco era libertada durante um período de 7 horas.

Sriamornsak et al. (2008) prepararam pérolas de gel de pectinato de cálcio incorporadas em cera de Metronidazol como modelo de fármaco para um sistema de administração intragástrica de fármacos utilizando a técnica de gelificação em emulsão. A cera em misturas de pectina e azeite contendo um fármaco modelo, o metronidazol, foi derretida a quente, homogeneizada e depois extrudida numa solução de cloreto de cálcio. As esferas formadas foram separadas, lavadas com água destilada e secas durante 12 h. Foi investigada a influência de vários tipos e quantidades de cera no comportamento de flutuação e libertação do fármaco das esferas de gel de emulsão de pectinato de cálcio. Verificou-se que as esferas de gel carregadas com fármaco flutuavam no fluido gástrico simulado se fosse utilizada uma quantidade suficiente de óleo. A incorporação de cera nas esferas de gel de emulsão afectou a libertação do fármaco. A cera solúvel em água (ou seja, polietilenoglicol) aumentou a libertação do fármaco, enquanto outras ceras insolúveis em água (ou seja, monoestearato de glicerilo, álcool estearílico, cera de carnaúba, cera de espermacete e cera branca) retardaram significativamente a libertação do fármaco. As diferentes ceras tiveram um efeito ligeiro na libertação do fármaco. No entanto, o aumento da quantidade de cera incorporada nas formulações sustentou significativamente a libertação do fármaco enquanto as esferas permaneceram a flutuar. Os resultados sugerem que as pérolas de gel de emulsão incorporadas com cera podem ser utilizadas como suporte para a administração intragástrica flutuante de fármacos.

Pongjanyakul et al. (2007) prepararam esferas de gel flutuante compostas de xantana (XG) e alginato (SA) através da técnica de gelificação ionotrópica. Também foram produzidas pérolas de alginato de cálcio e diclofenac (DCA) incorporadas com diferentes quantidades de XG. A interação molecular entre SA e XG nas esferas compósitas e nas esferas XG-DCA foi investigada utilizando espetroscopia FTIR. Foram examinadas as propriedades físicas das pérolas de XG-DCA, tais como a eficiência de aprisionamento do diclofenac de sódio (DS), a propriedade térmica, a absorção de água, o inchaço e a libertação de DS em vários meios. A XG pode formar ligações de hidrogénio intermoleculares com SA nas esferas compósitas com ou sem DS. O estudo de calorimetria diferencial de varrimento indicou que a XG não afectou a propriedade térmica das esferas de DCA. A eficiência de aprisionamento de DS das pérolas de DCA aumentou com o aumento da quantidade de XG adicionada. As esferas de XG-DCA apresentaram maior absorção de água e inchaço em tampão fosfato de pH 6,8 e água destilada do que as esferas de DCA. Verificou-se um tempo de atraso mais longo e uma maior taxa de libertação de DS das esferas de XG-DCA em tampão fosfato de pH 6,8. Em contrapartida, as esferas de XG-DCA a 0,3% podiam retardar a libertação do fármaco em água destilada, porque a interação entre XG e SA provocava uma maior tortuosidade da matriz das esferas. No entanto, um teor mais elevado de XG nas pérolas de DCA aumentou a taxa de libertação de DS. Este facto pode ser atribuído à erosão de pequenas
agregados de XG na superfície dos grânulos de DCA. Esta descoberta sugere que a XG pode modular as propriedades físico-químicas e a libertação do fármaco das esferas de DCA, com base na existência de uma interação molecular entre a XG e a SA.

Pongjanyakul et al. (2006) prepararam pérolas de gel de alginato flutuante de palmitostearato de glicerilo através da técnica de gelificação ionotrópica. Nesta incorporação de palmitostearato de glicerilo leva a um aumento do tamanho das esferas de gel e também a um aumento da eficiência de aprisionamento do medicamento Diclofenac sódico. Devido à interação entre o diclofenac e o alginato de sódio, a sorção de água no interior das pérolas diminui, o que acaba por retardar a libertação lenta do fármaco.

Sriamornsak et al. (2005) desenvolveram esferas de gel de emulsão de pectinato de cálcio com metronidazol como fármaco modelo. Foi preparada uma pérola de gel de emulsão (EMG) através da técnica de gelificação em emulsão. Verificou-se que as pérolas EMG carregadas com metronidazol flutuavam no fluido gástrico simulado. O aumento do rácio fármaco/ pectina nas pérolas diminuiu a libertação do fármaco das pérolas convencionais e das pérolas EMG. No entanto, a libertação do fármaco destas pérolas foi rápida, ou seja, cerca de 80% da carga de fármaco foi libertada em 20-80 minutos. Os aditivos (PEG10000, monoestearato de glicerilo e Eudragit® L) tiveram um efeito ligeiro e insignificante na libertação do fármaco. A utilização de glutaraldeído a 2% como agente endurecedor prolongou a libertação do fármaco. O revestimento das pérolas com Eudragit® RL sustentou significativamente a libertação do fármaco, enquanto as pérolas permaneceram flutuantes. Os resultados sugerem que as pérolas EMG são adequadas como suporte para a administração intragástrica flutuante de fármacos e que o seu comportamento de libertação pode ser modificado através do endurecimento com glutaraldeído ou do revestimento com Eudragit® RL.

Choudhary et al. (2005) prepararam um sistema gastroretentivo de pérolas de gel de emulsão de cloridrato de metformina utilizando alginato de sódio como polímero. As esferas de gel contendo óleo foram preparadas misturando ou homogeneizando suavemente o óleo e a fase aquosa contendo alginato de sódio, que foi depois extrudido numa solução de cloreto de cálcio para produzir esferas de gel. Foram investigados os efeitos de factores como o tipo de óleo e a percentagem de óleo na morfologia e nas características de libertação. Foi utilizada uma variedade de óleos para estudar o efeito na propriedade de sustentação das esferas formadas. As pérolas de gel de alginato de cálcio com óleo apresentaram uma boa libertação sustentada. As fotomicrografias electrónicas de varrimento demonstraram glóbulos de óleo minúsculos nas esferas e também através da superfície interna das esferas. As esferas também apresentaram um comportamento flutuante, dependendo do tipo de óleo que foi utilizado para a preparação.

Sriamornsak et al. (2004) prepararam pérolas de gel de pectinato de cálcio (CaPG) através da técnica de gelificação em emulsão capaz de flutuar nos fluidos gástricos. As esferas de gel contendo óleo alimentar foram preparadas misturando suavemente ou homogeneizando uma fase de óleo e uma fase de água contendo pectina e, em seguida, extrudidas numa solução de cloreto de cálcio com agitação suave à temperatura ambiente. As esferas de gel formadas foram então separadas, lavadas com água destilada e secas a 37°C durante 12 horas. Foi proposto um modelo do processo de emulsão-gelificação para ilustrar a formação de pérolas de CaPG envolvidas em óleo. Foi investigado o efeito de factores seleccionados, tais como o tipo de óleo, a percentagem de óleo e o tipo de pectina na morfologia e nas propriedades de flutuação. As esferas de gel de pectinato de cálcio envolvidas em óleo flutuavam se fosse utilizada uma quantidade suficiente de óleo. As fotomicrografias electrónicas de varrimento demonstraram poros muito pequenos, entre 5 e 40 μm, dispersos por todas as esferas. O tipo e a percentagem de óleo desempenham um papel importante no controlo da flutuação das pérolas de CaPG com óleo. Os resultados sugerem que as pérolas de CaPG envolvidas em óleo são promissoras como transportador para a administração intragástrica flutuante de fármacos.

Murata et al. (2000) prepararam dois tipos de pérolas de gel flutuantes. A primeira, a pérola de gel de alginato contendo óleo vegetal (ALGO), é uma pérola de hidrogel e a sua flutuabilidade é atribuída ao óleo vegetal contido na matriz de gel de alginato. O fármaco modelo, Metronidazol (MZ), contido no ALGO foi libertado gradualmente no suco gástrico artificial, estando a taxa de libertação inversamente relacionada com a percentagem de óleo. O segundo, o grânulo de gel de alginato contendo quitosano (ALCS), é um grânulo de gel seco com quitosano disperso na matriz. O perfil de libertação do fármaco não foi afetado pelo tipo de quitosano contido no ALCS. Quando o ALCS contendo MZ foi administrado oralmente a cobaias, flutuou no suco gástrico e libertou o fármaco no estômago. Além disso, a concentração de MZ na mucosa gástrica após a administração de ALCS era superior à da solução, embora a concentração sérica de MZ fosse a mesma, independentemente do tipo de gel administrado. Estas propriedades de libertação dos géis de alginato são aplicáveis não só para a libertação sustentada de fármacos, mas também para a libertação dirigida ao estômago. O gel de alginato flutuante parece ser um veículo promissor para a administração de tais preparações, especialmente na região do local de infeção por H. pylori no estômago.

1.2. Revisão de medicamentos

1.2.1 Metronidazol Base

Descrição: É o protótipo do derivado do nitroimidazol introduzido em 1959 para a tricomoníase e que mais tarde se descobriu ser um amebicida altamente ativo. Tem um largo espetro de atividade contra protozoários e bactérias anaeróbias. Depois de entrar na célula por difusão, o seu grupo nitro é reduzido por determinados potenciais redox. Este grupo nitro livre leva à destruição da estrutura helicoidal do ADN e da cadeia, conduzindo a uma inibição da síntese proteica e à morte celular no organismo suscetível. **Estrutura química:**

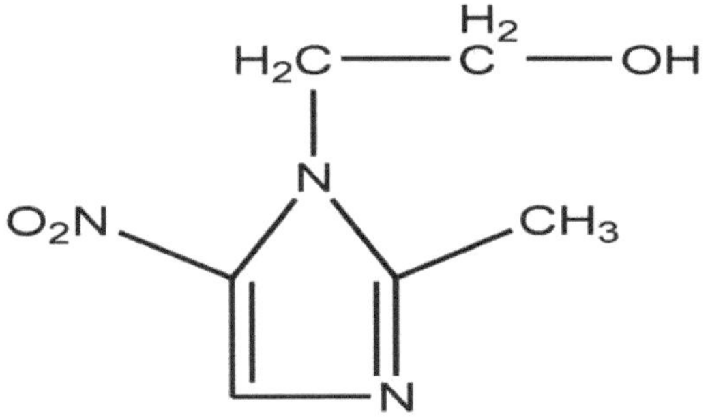

$$H_2C - \underset{\underset{N}{|}}{\overset{\overset{H_2}{C}}{}} - OH$$

Fig 1.1 Estrutura química da base de Metronidazol.
Nome IUPAC: 2-(2-methyl-5-nitro-imidazole-1-yl) ethan-1-ol
Fórmula molecular: $C_6H_9N_3O_3$
Peso molecular: 171,2
Aspeto: Pó cristalino branco ou amarelado e inodoro. **Perfil de solubilidade:** Ligeiramente solúvel em água, em etanol (95%), em acetona e diclorometano, muito ligeiramente solúvel em éter.
Embalagem e condições de armazenamento: Armazenado em recipientes bem fechados, ao abrigo do calor e da luz, os sacos de infusão devem ser mantidos entre 15 e 30 °C. Armazenado a uma temperatura de 25° C, sendo permitidas excursões entre 15° C e 30° C. Escurece com a exposição à luz.
Ponto de fusão: entre 159 °C e 163^0 C.
Coeficiente de partição: -0,1
Categoria: Anti-amebianos, antiprotozoários, agentes antibacterianos.

Mecanismo de ação:
É seletivamente tóxico para os microrganismos anaeróbios. Quando entra na célula por mecanismo de difusão, o seu grupo nitro é reduzido, por determinados potenciais redox que só funcionam em micróbios anaeróbios, a radicais nitro altamente reactivos que exercem citotoxicidade actuando sobre a sua estrutura helicoidal de ADN, levando à inibição da síntese proteica e à morte celular em organismos susceptíveis. É eficaz numa vasta gama de microrganismos, incluindo *E.histolytica*, *T.vaginalis*, *Giardia*, anaeróbios como *Bacterioides sp*, *Fusobacterium sp*, *Clostridium sp*, *Peptococcus sp* e moderadamente ativo contra *Gaernerella sp* e *Campylobacter sp*.

Aspectos farmacocinéticos:
O metronidazol base é quase completamente absorvido pelo intestino delgado; pouco

fármaco não absorvido chega ao cólon. É amplamente distribuído no organismo, atingindo a concentração de nível terapêutico na saliva, no LCR, na secreção vaginal e no sémen. É metabolizada no fígado por oxidação e conjugação com glucuronídeos, sendo excretada na urina. A sua semi-vida plasmática é de quase 8 horas (Tripathi K.D., 2008).

Biodisponibilidade oral: >80%

Via de administração: oral, intravenosa (I.V)

Absorção: A maioria dos tecidos e fluidos corporais, incluindo saliva, LCR, secreção vaginal, sémen saliva, LCR, secreção vaginal, sémen, bílis.

Distribuição: Distribuído por todo o corpo.

Metabolismo: A maior parte da substância é metabolizada no fígado por oxidação e conjugação com glucuronídeos.

Excreção: A maior parte da substância é excretada pela via urinária e em menor quantidade pelas fezes.

Tmax: 0,25 a 4 horas.

Meia-vida: 6 a 8 horas.

Nível plasmático máximo: 1 a 3 horas.

Perda por secagem (LOD): Não superior a 0,5%, determinado em 1 g por secagem numa estufa a 105^0 C durante 3 horas.

Identificação: A absorção luminosa na gama de 230 a 360 nm da solução a 0,001% p/v de HCL 0,1M apresenta um máximo a cerca de 240 nm; a absorção a 277 nm situa-se entre 0,365 e 0,395 (I.P., 1996)

Efeitos adversos:

> Os efeitos secundários do Metronidazol são relativamente frequentes e desagradáveis, mas sobretudo
   não é grave.

> Anorexia, náuseas, gosto metálico e cólicas abdominais são os sintomas mais comuns. Ocasionalmente, as fezes ficam soltas.

> Dor de cabeça, glossite, secura da boca, tonturas, erupções cutâneas e neytropenia transitória.

> A administração prolongada pode causar neuropatia periférica e efeitos no SNC. As convulsões são proeminentes na administração de doses elevadas.

> A tromboflebite da veia injetada ocorre se a solução não for bem diluída.

Contra-indicações:

A base de metronidazol está contra-indicada em doenças neurológicas, discrasias sanguíneas, primeiro trimestre de gravidez (embora não tenha sido relatado qualquer efeito teratogénico, o seu potencial mutagénico justifica cautela) e alcoolismo crónico.

Interacções:

> Em alguns doentes que tomam Metronidazol, ocorre uma intolerância ao álcool semelhante à do dissulfiram; devem ser instruídos para evitarem beber. Os indutores de enzima (fenobarbitona, rifampicina) podem reduzir o seu efeito terapêutico.

> A cimetidina pode reduzir o metabolismo do Metronidazol: a sua dose pode ter de ser diminuída.

> O metronidazol potencia a ação da varfarina ao inibir o seu metabolismo. Pode diminuir a eliminação renal do lítio.

Doses terapêuticas:

1. Adultos

1.1 Oral

1.2 a *Amebíase (Disenteria amebiana aguda):* 400 a 800 mg 3 vezes por dia durante 5 a 10 dias.

1.3 bTricomoníase: *2* gm em dose única ou 250 mg 3 vezes por dia durante 5 a 7 dias, ou 800 mg de manhã e 1200 mg à noite, durante 2 dias e 1200 mg à noite, durante 2 dias.

1.1c *Infecções por anaeróbios:* Dose inicial de 800 mg, seguida de 400 mg de 8 em 8 horas, durante cerca de 7 dias.

1.4 d *Giardíase:* 2 gm por dia em dose única durante 3 dias.

1.5 Parentral

1.6 a *Infecções anaeróbias:* 500 mg em perfusão intravenosa de 8 em 8 horas.

1.7 Rectal

1.8 a *Infecções anaeróbicas:* 1 gm de supositório de 8 em 8 horas durante 3 dias, depois de 12 em 12 horas.

2. Crianças

2.1 **Oral**

2.1a *Amebíase (disenteria amebiana aguda):* Recomenda-se 35 a 50 mg/kg por dia em doses divididas.

2.1bTricomoníase: Foi recomendado 5 mg/kg por dia em doses divididas durante 7 dias.

2.1c *Infecções anaeróbias*: 7,5 mg/kg de 8 em 8 horas.

2.1d *Giardíase:* Foi recomendado 15 mg/kg por dia em doses divididas durante 3 dias.

2.2 Parentérica

2.2a *Infecções por anaeróbios:* 7,5 mg/kg em perfusão intravenosa de 8 em 8 horas.

2.3 Rectal

2.3a *Infecções por anaeróbios:* 7,5 mg/kg de 8 em 8 horas durante 3 dias, depois de 12 em 12 horas.

Indicações:
> Amebíase
> Giardíase
> *Vaginite por Trichomonas*
> Infecções bacterianas anaeróbias
> *Enterocolite pseudomembranosa*
> Gengivite ulcerosa, boca de trincheira
> Gastrite/úlcera péptica por *Helicobacter pylori*

Preparações comercializadas de Metronidazol:

Brand Name	Manufacturer
Aldezole	Alb. David
Anaerid S.I.V	Mount Mettu
Antamebin	Raptakos
Compeba	IDPL
Flagyl	NPIL
Glucogyl	Mount Mettur
IVmetro	Torrent
MET	Ind swift
Metrogyl	JB chemicals
Metron	Alkem
Metron I.V	Alkem
Metronidazole I.V	Claris lifesciences
Monizole	PCI
Pdzole-D	Parentrals Drugs
Unimezol Suspension	Unichem

1.2.2 Revisão dos trabalhos de investigação sobre a base de metronidazol

Zamini et al. (2010) prepararam um sistema de libertação controlada de metronidazol a partir de nanofibras de poli e-caprolactona para o tratamento de doenças periodontais. Verificaram que o aumento do rácio DCM : DMF conduz a um aumento da viscosidade da solução, bem como do diâmetro das nanofibras, e que o aumento da concentração do fármaco conduz à diminuição da viscosidade da solução, bem como do diâmetro das fibras. O estudo do padrão de libertação in vitro em solução tampão fosfato a pH 7,4 explica que o padrão de libertação foi afetado pela relação entre o solvente e a concentração do fármaco. Também se verificou que a libertação rápida foi baixa e que a libertação sustentada durou 19 dias.

Patel et al. (2010) formularam e avaliaram um sistema in situ à base de alginato de sódio de um candidato a fármaco metronidazol com carbonato de cálcio como agente de flutuação. Os resultados explicam que a concentração de alginato de sódio e de carbonato de cálcio afecta significativamente a taxa de libertação e o tempo de flutuação, respetivamente.

Eftaiha et al. (2010) estudaram a formação de hidrogel da formulação à base de goma quitosana-xantana e avaliaram a libertação de metronidazol através de um estudo de biodisponibilidade in vitro e in vivo. No entanto, os resultados explicam que a formulação da mistura binária de quitosana e goma xantana como uma matriz polimérica hidrofílica resultou em melhores resultados in-vitro e in-vivo.

Pawar et al. (2008) prepararam pérolas de pectinato de cálcio contendo Metronidazol através da técnica de gelificação ionotrópica. Foram preparadas pérolas com ligações cruzadas na superfície e no núcleo, aumentando a concentração de cloreto de cálcio como agente de ligação cruzada. Os resultados explicam que é aprisionado mais fármaco a uma baixa concentração de cálcio e que o aumento da concentração de cloreto de cálcio retarda significativamente a libertação do fármaco, uma vez que determina uma maior ligação cruzada entre o agente de ligação cruzada e os polímeros.

Ishak et al. (2007) prepararam pérolas de alginato à base de quitosano através da técnica de gelificação ionotrópica, utilizando três agentes que conferem viscosidade, nomeadamente metilcelulose, carbopol 934P, k-carragenano (0,2% w/v e 0,4% w/v) e quitosano utilizado como agente de reticulação (2,5 e 5% w/v). Neste agente flutuante também foi utilizado. No entanto, os resultados explicam que o grupo que recebeu o metronidazol sob a forma de pérolas flutuantes nas doses de 10, 15 e 20 mg/kg foi considerado melhor do que a forma de suspensão devido à distribuição uniforme das pérolas no estômago e ao facto de o seu tamanho de partícula mais pequeno comprovar a sua ação benéfica.

Farhadi et al. (2007) explicaram o método cinético para a determinação exacta e sensível da base de metronidazol por espetrofotometria através do método do surfactante. Os resultados explicaram que o método era preciso e específico para a determinação quantitativa do metronidazol em xarope oral suspenso após a separação do seu constituinte ativo com um método de separação simples. A lei de Lambert de Beer não se aplica num intervalo de 0,55 mg/ml a 33 mg/ml e o valor RSD para o xarope foi de 3,44. O resultado obtido está em conformidade com o método oficial da BP. **Hassan et al. (2007)** desenvolveram um sistema local mucoadesivo de administração de fármacos à base de metronidazol para o tratamento da doença periodontal. O polímero utilizado foi o polímero de quitosano/poli (ε-caprolactona) (CH/PCL). Os resultados mostram que as diferentes concentrações de polímero afectam significativamente o tamanho das partículas aprisionadas. A adição de PCL diminuiu significativamente a percentagem de absorção de água e a bioadesão em comparação com a película de CH puro. Com um rácio fixo de CH : PCL, a libertação do fármaco foi lenta. Os estudos in vivo da película selecionada correspondem à concentração do fármaco na saliva durante 6 horas. variou de 5 a 15 µg/ml, que estava dentro e acima da faixa relatada de concentração inibitória mínima para a molécula de Metronidazol.

Ozyazici et al. (2006) prepararam grânulos de matriz lipídica à base de Metronidazol com cera de carnaúba, cera de abelha, ácido esteárico, Compritol ATO 888 utilizando o método de fusão a quente, estes grânulos foram prensados sob a forma de comprimidos e estudaram as propriedades de dilatação e relaxamento da matriz lipídica no expoente de difusão e determinaram o perfil de libertação da matriz lipídica. Os resultados revelaram que as propriedades de dilatação e relaxamento da matriz lipídica devem ser examinadas em conjunto para uma avaliação correcta da difusão do fármaco.

Yungi et al. (2005) estudaram as estabilidades dos candidatos a fármacos Metronidazol, Tetraciclina HCl e Famotidina e as suas combinações nos estados sólido e líquido. O resultado sugere que tanto o Metronidazol como a Tetraciclina HCl apresentaram uma boa solubilidade a um pH mais baixo, pelo que deve ser fácil combinar estes fármacos numa forma de comprimido em camadas que libertará dois antibióticos simultaneamente no meio ácido do estômago

Os estudos de estabilidade destes fármacos sugerem que o Metronidazol e o Cloridrato de Tetraciclina eram estáveis no estado seco quando armazenados à temperatura ambiente, independentemente da exposição à luz ou à humidade no intervalo de 20-65%. Em condições aceleradas, a temperatura e a humidade elevadas foram responsáveis pela instabilidade da Tetraciclina e da Famotidina. Para a forma de dosagem líquida, a temperatura elevada é responsável pela degradação. Esta degradação é altamente dependente do pH.

Sriamornsak et al. (2005) desenvolveram pérolas de gel de emulsão de pectinato de cálcio contendo o medicamento Metronidazol, que flutua no estômago em condições gástricas e investigaram as suas propriedades de libertação. Os resultados explicam que as pérolas são um veículo adequado para a administração intragástrica flutuante e que as suas características de libertação devem ser modificadas através do endurecimento do núcleo exterior das pérolas com Eudragit RL ou com Glutaraldeído como polímero.

Pakhla et al. (2005) estudaram a comparação da concentração de metronidazol no plasma e no fluido das fendas gengivais em doentes com periodontite após a administração de doses múltiplas. Os resultados sugerem que o metronidazol penetra bem no fluido do sulco gengival e na saliva. As concentrações de metronidazol no fluido do sulco gengival e na saliva são aproximadamente iguais à concentração do fármaco não ligado à proteína no plasma. Por conseguinte, os dados farmacocinéticos gerais do Metronidazol também podem ser aplicados no tratamento da doença periodontal.

Evren et al. (2004) estudaram as propriedades farmacocinéticas e a biodisponibilidade do metronidazol. Os resultados mostram que a base de metronidazol é um fármaco de primeira escolha no tratamento de infecções anaeróbias porque tem uma boa farmacodinâmica e um perfil farmacocinético, um perfil de efeitos adversos aceitável e a concentração inibitória mínima deste fármaco em muitas outras combinações mostra melhores resultados.

Krishnaiah et al. (2002) desenvolveram um sistema de Metronidazol direcionado para o cólon utilizando várias proporções de goma de guar como veículo. Foram preparados comprimidos de metronidazol revestidos por matriz, multicamadas e compressão, contendo várias proporções de goma de guar. Os resultados explicam que o comprimido revestido por compressão com 275 ou 350 mg de goma de guar é mais suscetível de proporcionar uma orientação do metronidazol para uma ação local no cólon devido à sua libertação mínima do fármaco nas primeiras 5 horas.

Matilla et al. (1983) efectuaram o estudo comparativo do Metronidazol e do Tinidazol em quatro estudos cruzados aleatórios separados após a administração do fármaco através de várias vias de administração. Foi administrada uma dose única de cada medicamento por perfusão intravenosa (500 mg durante 20 minutos, seis pessoas), por via oral (500 mg, nove pessoas), por via rectal (1000 mg, seis pessoas). A concentração do fármaco inalterado no soro é medida pela técnica HPLC. A concentração de Tinidazol foi significativamente mais elevada do que a de Metronidazol a partir das 4 horas após a infusão intravenosa e das 3 horas após a administração por via oral. Após a confirmação do valor AUC, verificou-se que existe uma absorção completa de ambos os medicamentos após a administração oral.

Edward et al. (1974) descreveram a farmacocinética do Metronidazol após a administração de doses únicas e múltiplas em 10 voluntários adultos do sexo masculino, que foram medidas através de um método de bioensaio de difusão em poço de ágar. Os resultados demonstraram que não existia ligação às proteínas, uma vez que a confirmação foi efectuada através de uma técnica de ultrafiltração com doses múltiplas de Metronidazol (500 mg q.i.d e 250 mg t.i.d), os níveis sanguíneos aumentaram progressivamente durante as primeiras doses e depois estabilizaram sem que surgisse uma acumulação significativa nos dias seguintes.

1.2.3 Norfloxacina

Descrição: Trata-se de derivados de fluoroquinolonas de primeira geração, introduzidos em 1980, com uma substituição de fluoro. É um antibiótico de largo espetro e mais suscetível aos bacilos gram-negativos aeróbios. Actua inibindo a enzima girase do ADN e provoca o enrolamento excessivo das cadeias quando estas se separam para permitir a replicação ou a transcrição.

Estrutura química:

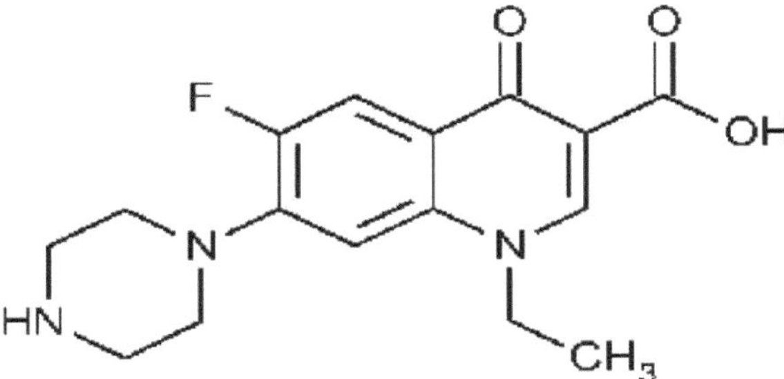

Fig 1.2 estrutura química da Norfloxacina

Nome IUPAC: Ácido 1- etil-6-fluoro-1,4-di-hidro-4-oxo-7-(1-piperazinil)-3 quinolina-3-carboxílico

Fórmula molecular: C16H18FN3O3

Peso molecular: 319,34

Aspeto: Pó cristalino branco a amarelo pálido, de sabor quase amargo.

Perfil de solubilidade: Muito solúvel em ácido acético, moderadamente solúvel em clorofórmio, ligeiramente solúvel em acetona e em etanol (95%), muito ligeiramente solúvel em água, em metanol e em acetato de etilo, insolúvel em éter.

Embalagem e condições de armazenamento: Conservar em recipientes bem fechados, em local fresco e seco, ao abrigo do calor e da luz, e fora do alcance das crianças.

Ponto de fusão: 220-221 C°

Coeficiente de partição: 1,5

Perda por secagem: Secar no vácuo a uma pressão não superior a 5 mm de mercúrio a 100^0 C até peso constante; não perde mais de 1,0% do seu peso.

Normas: A norfloxacina contém no mínimo 99,0 por cento e no máximo 101,0 por cento de C16H18FN3O3, calculado com referência à substância seca. **Categoria:** Agentes antibacterianos.

Mecanismo de ação:

A norfloxacina inibe a enzima DNA girase bacteriana, que corta o DNA de fita dupla, introduz um superenrolamento negativo e, em seguida, fecha novamente as extremidades cortadas. Isto é necessário para evitar o enrolamento positivo excessivo das cadeias quando estas se separam para permitir a replicação ou a transcrição. A DNA girase é constituída por duas subunidades A e duas subunidades B: a subunidade A efectua o corte do ADN, a subunidade B introduz superenrolamentos negativos e, em seguida, a subunidade A volta a selar as cadeias.

A norfloxacina liga-se às subunidades A com elevada afinidade e interfere com a sua função de corte e selagem dos filamentos. Dados recentes indicam que as bactérias gram-positivas, que são o principal alvo da ação da norfloxacina, possuem uma enzima semelhante, *a topoisomerase IV*, que corta e separa as cadeias filhas de ADN após a sua replicação. Uma maior afinidade para a *topoisomerase IV* pode indicar uma maior potência para as bactérias gram positivas. A ação bactericida resulta provavelmente da digestão do ADN por exonucleases cuja produção é assinalada pelo ADN danificado. Em vez da ADN girase ou da *topoisomerase IV*, as células dos mamíferos possuem uma enzima *topoisomerase II*, que tem baixa afinidade com a norfloxacina, o que resulta numa baixa toxicidade para as células hospedeiras.

Mecanismo de resistência:
Durante a terapêutica com fluoroquinolonas, surgem organismos resistentes com uma frequência de cerca de um em cada $10 - 10^{79}$, especialmente entre os *estafilococos, as pseudomonas* e a *serratia*. A resistência deve-se a uma ou mais mutações pontuais na região de ligação à quinolona da enzima alvo ou a uma alteração na permeabilidade do organismo. A DNA girase é o alvo primário em *E. coli*, com mutantes de passo único que exibem uma substituição de aminoácidos na subunidade A da girase. *A Topoisomerase IV* é um alvo secundário em *E. coli*, que é alterado em mutantes que expressam níveis mais elevados de resistência. Nos *estafilococos* e *estreptococos*, a situação é inversa: *a topoisomerase IV* é geralmente o alvo primário e a girase é o alvo secundário. A resistência a uma fluoroquinolona, especialmente se for de nível elevado, confere geralmente resistência cruzada a todos os outros membros desta classe. Com a utilização crescente de fluoroquinolonas para uma variedade de infecções, incluindo infecções do trato respiratório, a resistência às fluoroquinolonas surgiu entre as estirpes de *Streptococcus pneumonia*.

Espectro de atividade:
É menos potente do que a ciprofloxacina: os valores da concentração inibitória mínima para a maioria das bactérias gram-negativas são 2-4 vezes superiores. Muitas *Pseudomonas* e organismos gram positivos não são inibidos em concentrações clinicamente atingidas. Além disso, atinge uma concentração mais baixa nos tecidos.

A norfloxacina é utilizada principalmente para infecções do trato urinário e genital. Também é boa para diarreias bacterianas, porque estão presentes concentrações elevadas no intestino e a flora anaeróbia não é perturbada. Uma dose única de 800 mg é curativa na gonorreia. A norfloxacina não é recomendada para infecções respiratórias e outras infecções sistémicas, particularmente quando estão envolvidos *cocos* gram positivos.

Aspectos farmacocinéticos:

A absorção da Norfloxacina é rápida após doses únicas de 200 mg, 400 mg e 800 mg. Com as respectivas doses, o pico médio de concentrações séricas e plasmáticas de 0,8, 1,5 e 2,4 µg/mL é atingido aproximadamente uma hora após a dose. A meia-vida efetiva da Norfloxacina no soro e no plasma é de 3-4 horas. As concentrações no estado estacionário da Norfloxacina serão atingidas dentro de dois dias após a administração. A excreção renal ocorre tanto por filtração glomerular como por secreção tubular, como evidenciado pela elevada taxa de depuração renal (aproximadamente 275 ml/min). No prazo de 24 horas após a administração do medicamento, 26 a 32% da dose administrada é recuperada na urina sob a forma de norfloxacina, sendo 58% adicionais recuperados na urina sob a forma de seis metabolitos activos de menor potência antimicrobiana. Apenas uma pequena percentagem (menos de 1%) da dose é recuperada posteriormente. A recuperação fecal é responsável por mais 30% da dose administrada. Duas a três horas após uma dose única de 400 mg, são atingidas concentrações urinárias de 200 µg/mL ou mais na urina. Em voluntários saudáveis, as concentrações urinárias médias de Norfloxacina permanecem acima de 30 µg/mL durante pelo menos 12 horas após uma dose de 400 mg. O pH urinário pode afetar a solubilidade da Norfloxacina. A norfloxacina é menos solúvel a um pH urinário de 7,5, ocorrendo uma maior solubilidade a um pH superior e inferior a este valor. A ligação da Norfloxacina às proteínas séricas situa-se entre 10 e 15%. A biotransformação ocorre através do fígado e dos rins, com uma semi-vida de 3-4 horas (Sharp e Dome., 2008, Drug bank Canada., 2009)

Biodisponibilidade oral: 35-45%

Via de administração: via oral

Absorção: A taxa de absorção é rápida

Volume de distribuição: 2 L/kg

Metabolismo: via fígado e rim

Excreção: O norfloxacino é eliminado através do metabolismo, da excreção biliar e da excreção renal. A excreção renal ocorre por filtração glomerular e secreção tubular, como evidenciado pela alta taxa de depuração renal (aproximadamente 275 mL/min).

T max: 1 a 2 horas.

Meia-vida: 4 a 6 horas.

Pico de concentração plasmática: 1,5iig/ml

Efeitos adversos: incluem náuseas, vómitos, mau gosto, anorexia, dores de cabeça, tonturas, inquietação, ansiedade, insónia, perturbações da concentração e da destreza (cuidado ao conduzir), tremores, convulsões, hipersensibilidade cutânea, erupção cutânea, prurido, fotossensibilidade, urticária, inchaço dos lábios, tendinite e rutura de tendões.

Contra-indicações:

> A norfloxacina é também atualmente considerada contra-indicada para o tratamento de certas doenças sexualmente transmissíveis por alguns especialistas devido à resistência bacteriana.

> A norfloxacina está contra-indicada em pessoas com antecedentes de tendinite, rutura de tendões e hipersensibilidade às fluoroquinolonas.

> A norfloxacina está contra-indicada em pessoas com antecedentes de hipersensibilidade, tendinite ou rutura de tendões associada à utilização de norfloxacina ou de qualquer outro agente antimicrobiano do grupo das quinolonas.

> As quinolonas, incluindo a norfloxacina, demonstraram in vitro que inibem a CYP1A2. A utilização concomitante com medicamentos metabolizados pelo CYP1A2 (por exemplo, cafeína, clozapina, ropinirol, tacrina, teofilina, tizanidina) pode resultar num aumento das concentrações do medicamento no substrato quando administrado nas doses habituais. Os doentes que tomem qualquer um destes medicamentos concomitantemente com Norfloxacina devem ser cuidadosamente monitorizados.

> A administração concomitante com tizanidina é contra-indicada.

> A norfloxacina é também considerada contra-indicada na população pediátrica.

> Foi registado que a norfloxacina atravessa rapidamente a barreira hemato-placentária e a barreira sangue-leite, sendo extensivamente distribuída para os tecidos fetais. Por este motivo, a norfloxacina e outras fluoroquinolonas estão contra-indicadas durante a gravidez devido ao risco de abortos espontâneos e malformações congénitas. Foi igualmente comunicada a presença de fluoroquinolonas no leite materno, sendo transmitidas à criança que amamenta, o que pode aumentar o risco de a criança sofrer uma reação adversa, mesmo que nunca lhe tenha sido prescrito ou tomado qualquer um dos medicamentos desta classe. Uma vez que estão geralmente disponíveis alternativas mais seguras, a Norfloxacina está contra-indicada durante a gravidez, especialmente durante o primeiro trimestre. O fabricante apenas recomenda a utilização de Norfloxacina durante a gravidez quando os benefícios superam os riscos.

Interacções medicamentosas: Os antiácidos reduzem a absorção a partir do TGI; a probenecida reduz a excreção urinária de Norfloxacina.

Doses terapêuticas: 600mg - 1,6g por dia em doses divididas.

Indicações: Utilizado principalmente para infecções do trato urinário e genital, tratamento da gonorreia sem complicações.

Preparações comercializadas de Norfloxacina:

Brand name	Manufacturer
Alflox	Alkem
Anquin	Hetro HC
Bagigyl	Aristo
Bagigyl-N	Aristo
Biofloxin	Boichem
Denar	Chemo
Enteroflox	Dey's
Loxone	B & B
Negaflox	Zy.Alidac
Nitdin	Lupin
Nor-U	Hindustan antibiotics
Norbactin	Ranbaxy
Norbid	Alembic
Norflox	Cipla
Norilet	Dr. Reddy's
Norin	Intra labs
Nox	Finecure
Quinobid	Micro nova
Tamflox	Sun pharma
Uroflox	Torrent
Utibid	Lupin
Zeflox	Emcure

1.2.4 Revisão dos trabalhos de investigação sobre a Norfloxacina:

Sindhuri et al. (2011) prepararam e avaliaram microesferas de Norfloxacina para a ação de libertação sustentada. Prepararam-nas utilizando vários polímeros como carbopol 934, carboximetilcelulose de sódio utilizando diferentes rácios de fármaco: polímero. As formulações foram preparadas pela técnica de evaporação de solventes em emulsão. As microesferas preparadas foram caracterizadas quanto à densidade aparente, ângulo de repouso, tamanho das partículas, libertação do fármaco in-vitro e eficiência da carga do fármaco. No entanto, os resultados avaliados sugerem que as microesferas de Norfloxacina preparadas tinham uma forma esférica, com boas propriedades de fluxo, e a libertação do fármaco do sistema de microesferas foi constatada durante um período de 12 horas.

Bomma et al. (2009) prepararam um comprimido flutuante de Norfloxacina para aumentar o tempo de permanência gástrica, o que finalmente leva a um aumento da biodisponibilidade. Os comprimidos foram preparados pela técnica de granulação húmida, utilizando polímeros como hidroxipropilmetilcelulose (HPMC K4M, HPMC K100M) e goma xantana. Os comprimidos foram avaliados quanto às suas características físicas, *nomeadamente*, dureza, espessura, friabilidade e variação de massa, teor de fármaco e propriedades de flutuação. Além disso, os comprimidos foram estudados quanto às características de libertação do fármaco in vitro durante 9 horas. Os comprimidos apresentaram perfis de libertação controlada e prolongada do fármaco enquanto flutuavam sobre o meio de dissolução. A difusão não-fickiana foi confirmada como o mecanismo de libertação do fármaco a partir destes comprimidos, indicando que a difusão da água e o rearranjo do polímero desempenharam um papel essencial na libertação do fármaco. A melhor formulação foi selecionada e as características *in vitro* foram utilizadas no estudo radiográfico in vivo através da incorporação de $BaSO_4$. Estes estudos revelaram que os comprimidos permaneceram no estômago durante 180 ± 30 min em voluntários humanos em jejum e indicaram que o tempo de retenção gástrica foi aumentado pelo princípio de flutuação, o que foi considerado desejável para os fármacos da janela de absorção.

Rosato et al. (2007) estudaram o efeito antibacteriano de alguns óleos essenciais administrados isoladamente ou em combinação com Norfloxacina. O objetivo do estudo foi o de verificar um possível efeito antibacteriano sinérgico entre *o* óleo essencial de *Pelargonium graveolens* e o antibiótico Norfloxacina. Numa primeira fase, a inibição do crescimento por alguns tipos de óleos essenciais foi avaliada em cinco espécies microbianas. Os efeitos antimicrobianos do óleo *de P. graveolens*, bem como os dos seus componentes, foram avaliados através do método de diluição em ágar (ADM) contra *Bacillus cereus* ATCC 11778, *Bacillus subtilis* ATCC 6633, *Escherichia coli* ATCC 35218, *Staphylococcus aureus* ATCC 6538 e *S. aureus* ATCC 29213. Os resultados obtidos evidenciaram a ocorrência de um sinergismo pronunciado entre o óleo essencial *de P. graveolens* e a Norfloxacina contra três das cinco espécies bacterianas em estudo, com um índice FIC na gama de 0,37-0,50. Estes efeitos antibacterianos também aumentaram, embora em menor grau, quando a Norfloxacina foi administrada com os principais componentes do óleo essencial de *P. graveolens*. A combinação de Norfloxacina com o óleo essencial de *P. graveolens* ou com alguns dos principais componentes deste último, no tratamento de infecções causadas por algumas espécies bacterianas, é suscetível de reduzir a dose mínima eficaz de Norfloxacina, minimizando assim os efeitos secundários do antibiótico.

Dua et al. (2007) melhoraram a solubilidade de um fármaco pouco solúvel em água através da incorporação de aditivos solubilizantes, como o ácido ascórbico e o ácido cítrico, nos complexos de β-ciclodextrina. A norfloxacina, sendo de natureza anfotérica, apresenta uma solubilidade mais elevada a pH inferior a 4 e superior a 8. A adição de substâncias como o ácido ascórbico e o ácido cítrico em complexos de β-ciclodextrina reduz o pH do microambiente imediato do fármaco para valores inferiores a pH 4. Os complexos de β-ciclodextrina da norfloxacina foram preparados juntamente com aditivos solubilizantes como o ácido cítrico e o ácido ascórbico em várias proporções e o perfil de dissolução foi efectuado em tampão HCl, pH 1,2 e tampão fosfato, pH 7,4. Os resultados mostraram uma taxa de dissolução melhorada em ambos os meios. Os estudos espectrais DSC e FTIR realizados nos complexos sólidos mostraram que não há interação do fármaco com os aditivos e a β-ciclodextrina. Os estudos de difusão em disco mostraram diâmetros maiores da zona de inibição, indicando uma maior difusividade do fármaco no meio de ágar.

Vila et al. (2006) analisam uma série de derivados da ciprofloxacina e da norfloxacina para determinar os que têm boa atividade contra bactérias que já apresentam resistência às fluoroquinolonas associada a mutações nos genes *gyr A* e/ou *par C*. Foram sintetizados quatro derivados da norfloxacina e vinte da ciprofloxacina, que foram testados contra estirpes de *Escherichia coli* sensíveis e resistentes às quinolonas, *Acinetobacter baumannii*, *Stenotrophomonas maltophilia* e *Staphylococcus aureus*, utilizando um teste de microdiluição. Entre os derivados, o derivado de ciprofloxacina 4-metil-7-piperazina apresentou uma concentração inibitória mínima para 50% dos organismos que foi 16 vezes e 8 vezes inferior à ciprofloxacina para *A. baumannii* e *S. maltophilia*, respetivamente. Quando o grupo metilo na posição 4 do anel de piperazina foi substituído por grupos etilo, butilo ou heptilo, a atividade contra *A. baumannii* diminuiu de forma constante. O derivado de ciprofloxacina 7-(4-metil)-piperazina (UB-8902) mostrou uma atividade muito boa contra estes microrganismos multi-resistentes, incluindo *A. baumannii* e *S. maltophilia*.

Uduppa et al. (1999) prepararam uma pomada oftálmica contendo Norfloxacina para um melhor tratamento de feridas de queimaduras de espessura parcial. Foram preparadas pomadas tópicas contendo Norfloxacina em diferentes bases e a libertação in vitro foi conduzida em tampão fosfato pH 6,0. Verificou-se que a difusão da Norfloxacina a partir da base de lanolina petrolato com 0,25% p/p de dimetilsulfóxido foi máxima através da pele abdominal do rato sem pelo. Verificou-se que a atividade antimicrobiana das diferentes formulações preparadas era mais eficaz contra bactérias aeróbias e anaeróbias do que a formulação comercializada (creme de sulfadiazina de prata a 1% USP). As formulações foram significativamente eficazes, em comparação com a formulação comercializada, na contração da ferida de queimadura de espessura parcial. Os relatórios histopatológicos confirmaram a eficácia das formulações. Verificou-se que as pomadas de Norfloxacina a 1% são adequadas para o tratamento de feridas de queimaduras de espessura parcial.

Appan et al. (1995) prepararam e avaliaram oito sistemas de administração tópica de medicamentos contendo 1% p/p de Norfloxacina pertencentes às categorias anidra, creme (o/w e w/o), solúvel em água e gel. Foram avaliados quanto à libertação do fármaco e à atividade antimicrobiana. Em geral, as formulações em gel de PEG e CMC e em gel de carbopol apresentaram taxas de libertação mais elevadas e uma maior atividade antimicrobiana quando comparadas com as bases em creme e anidra. Foi observada uma boa correlação entre a libertação pelo método de difusão em ágar e a atividade antimicrobiana pelo método da placa de ágar.

Uduppa et al. (1993) formularam géis contendo 5% w/w de Norfloxacina e submeteram-nos a estudos de avaliação *in vitro* e *in vivo*. Foram efectuados estudos de permeação *in vitro* através de pele de rato recentemente excisada, bem como de membrana de diálise pré-tratada. Uma célula de difusão feita de um tubo de vidro cilíndrico foi utilizada como fase dadora e 50 ml de solução de cloreto de sódio a 0,9% foram utilizados como fase recetora. Os resultados indicaram que a permeação *in vitro* através da pele do rato e da membrana de diálise foi significativa apenas para duas formulações de gel. Além disso, a Norfloxacina a 0,2% p/p em gel PEG mostrou uma atividade significativa de cicatrização de feridas excisadas e incisadas, comparável à da pomada de nitrofurazona comercializada. Os resultados acima sugerem a inadequação da norfloxacina como antibacteriano tópico devido à sua fraca permeação, que pode ser devida à sua forte interação irreversível com os componentes do estrato córneo.

1.3. Revisão de polímeros

1.3.1 Alginato de sódio:

Sendo um biopolímero natural, o alginato tem sido utilizado com sucesso na indústria alimentar e de bebidas como agente gelificante e estabilizador coloidal, e tem um grande potencial na área da administração de medicamentos. Extraídos de algas castanhas, os polímeros de alginato são constituídos por polissacáridos lineares não ramificados com resíduos ácidos de ácido 1, 4'-β-D-manurónico ligado e resíduos de ácido α-L-glurónico. Os resíduos estão dispostos em blocos ao longo da cadeia e variam em sequência e composição. O alginato possui numerosas características físicas que lhe permitem formar matrizes para encapsular e fornecer várias proteínas e células in vivo. Especificamente, as matrizes de alginato contêm ambientes internos aquosos ideais para o encapsulamento de proteínas e pequenas moléculas. Estes encapsulamentos formam-se à temperatura ambiente, independentemente de solventes orgânicos, e têm uma elevada taxa de difusão macromolecular devido ao seu estado de gel poroso que pode ser controlado através de procedimentos de revestimento específicos. Além disso, as matrizes de alginato são muito biodegradáveis e podem ser decompostas em condições fisiológicas normais (Gombotz e Wee, 1998).

Fontes de Alginato

O alginato é extraído para fins comerciais de várias espécies de algas, ou algas castanhas, incluindo *Laminaria hyperborean*, *Ascophyllum nodosum* e *Macrocysis pyrifera* (Smidsrod e Skjak-Braek, 1990). Nas espécies de algas, o alginato encontra-se na matriz intracelular, onde constitui até 40% do peso seco. O alginato forma sais mistos com vários catiões que se encontram naturalmente na água do mar, incluindo Mg^{2+}, Ca^{2+}, Sr^{2+}, Ba^{2+}, e Na^+, e as espécies nativas encontram-se geralmente sob a forma de um gel reticulado insolúvel de Ca^{2+} (Sutherland, 1991).

Quando o alginato é colhido, as algas são recolhidas mecanicamente e secas, sendo depois o material moído e tratado com ácido diluído para remover e dissociar os homopolissacáridos neutros e trocar os catiões alcalino-terrosos com H^+ antes de o alginato ser extraído. Com a adição de carbonato de sódio a um pH inferior a 10, o alginato é então convertido em sal de sódio solúvel a partir da forma protonada insolúvel e pode ser posteriormente purificado e vendido sob a forma de sal ou de ácido (Sutherland, 1991).

Devido ao processo de extração natural utilizado para obter alginato, existem muitas impurezas que podem potencialmente contaminar o produto. Estas impurezas incluem metais pesados, endotoxinas, proteínas, outros hidratos de carbono e polifenóis contidos na alga (Smidsrod e Skjak-Braek, 1973). Quando o alginato colhido é utilizado nas indústrias alimentar e farmacêutica, são aceitáveis pequenos vestígios destas impurezas, mas quando se trata de aplicações medicinais, estas devem ser removidas. Foram desenvolvidos novos métodos de colheita e purificação para resolver o problema da contaminação e, atualmente, o alginato de qualidade farmacêutica está disponível em vários fabricantes de produtos químicos.

Estrutura química:
Os polímeros de alginato são polissacáridos lineares não ramificados que consistem

em resíduos de ácido 1,4'-β-D-manurónico e de ácido α-L-glurónico ligados, conforme representado na Figura 3.1. O padrão mantido por estes resíduos varia muito e estão dispostos num padrão de blocos ao longo do comprimento da espinha dorsal da cadeia. As regiões homopoliméricas de blocos de ácido β-D-manurónico e de blocos de ácido α-L-glurónico estão intercaladas com regiões alternadas de blocos de ácido 1,4'-β-D-manurónico-α-L-ácido glurónico, como se pode ver na figura 1.3 (Haug, Larsen et al.,1967). A distribuição dos monómeros ao longo da cadeia polimérica é aleatória, pelo que os alginatos não têm uma unidade de repetição. No entanto, a variabilidade molecular do polímero reflecte o organismo do qual o polímero é extraído.

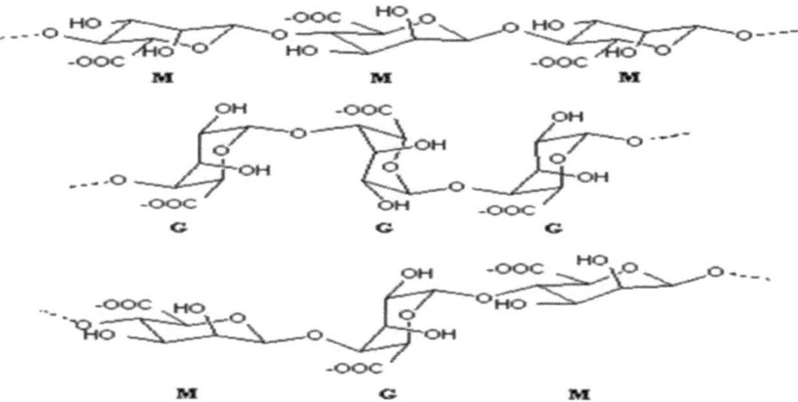

Figura 1.3 Estrutura química do alginato de sódio

Por exemplo, os alginatos isolados da alga *L. hyperboea* têm um elevado número de resíduos de ácido a-L-glurónico, enquanto os alginatos isolados de *A. nodosum* e *L. japonica* têm um baixo teor de blocos de ácido a-L-glurónico. A composição global e o peso molecular resultante dos alginatos determinam as propriedades físicas do polímero. Nomeadamente, a viscosidade depende muito do peso molecular do material.

Formação de gel:

A preparação de pérolas de alginato contendo uma variedade de substâncias pode ser efectuada por vários meios. Estas abordagens abrangem a preparação de esferas grandes, a preparação de microesferas, a preparação de blocos de matriz e sistemas de gelificação in situ. Em geral, as pérolas de alginato são formadas quando uma solução de alginato de sódio e a substância desejada é extrudida como gotículas numa solução divalente para incentivar a reticulação dos polímeros. Essas soluções de reticulação podem incluir catiões como Ca^{2+}, Sr^{2+} ou Ba^{2+}, enquanto os catiões monovalentes e o

Mg^{2+} não induzem a gelificação, e os iões Ba^{2+} e Sr^{2+} produzem géis de alginato muito fortes (Clark e Ross-Murphy., 1987). Muitos outros catiões, incluindo Pb^{2+}, Cu^{2+}, Cd^{2+}, Co^{2+}, Ni^{2+}, Zn^{2+} e Mn^{2+} induzem a gelificação, mas devido à sua toxicidade são raramente utilizados. No processo de gelificação, as cadeias poliméricas são reticuladas pela troca de iões de sódio dos ácidos glurónicos com catiões divalentes, formando o que é referido como a "caixa de ovos", conforme representado na Figura 1.4 (Rees e Welsh., 1981)

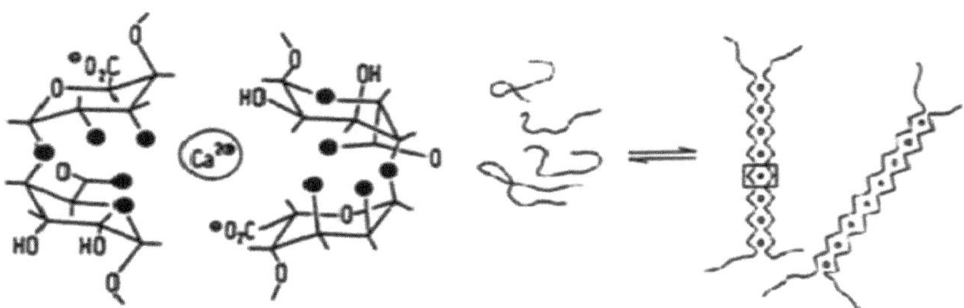

Figura 1.4 Associação em caixa de ovo de sequências de poli-L-gluronato de alginato e conversão de bobinas aleatórias em estruturas de fita quando ligadas com iões ca .$^{2+}$

No caso dos iões Ca^{2+}, o catião liga-se aos resíduos de ácido α-L-glurónico, formando junções dimerizadoras com outras cadeias, produzindo redes gelatinosas solúveis (Rees e Welsh., 1997). Infelizmente, nos sistemas biológicos, o ião Ca^{2+} perde-se em fosfato, o que resulta na quebra de todas as ligações cruzadas pré-formadas. No entanto, este problema pode ser evitado através da modificação do alginato com longas cadeias de alquilo, uma vez que as interacções hidrofóbicas do catião divalente não são necessárias para formar as redes gelatinosas, pois as interacções hidrofóbicas nas cadeias de alquilo são suficientes para ligar o polímero. Além disso, esta interação é reforçada pelas concentrações de sal, e quanto maior for a concentração de sal, maior será a estabilidade das redes de alginato modificadas.

Descrição:
Apresenta-se sob a forma de um produto de cor branca a castanha amarelada, insípido, praticamente inodoro, granuloso e granular.

Categoria funcional:
Em várias concentrações (%) utilizadas em diferentes formas de dosagem, tais como. Pastas e cremes (5-10%), estabilizador em emulsões (1-3%), agente de suspensão (1-5%), aglutinante de comprimidos (1-3%) e desintegrante de comprimidos (2,5-10%).

Solubilidade:
Insolúvel em etanol (95%), éter, clorofórmio e misturas de etanol/água em que o teor de etanol é superior a 30%. Além disso, praticamente insolúvel noutros solventes orgânicos e em soluções aquosas ácidas com pH inferior a 3. Lentamente solúvel em água, formando uma solução coloidal viscosa.

Viscosidade:
Estão disponíveis comercialmente vários tipos de ácido algínico que produzem soluções aquosas de viscosidade variável. Tipicamente, uma solução aquosa a 1% p/v, a 20°C, terá uma viscosidade de 20-400 mPa s (20-400 cP). A viscosidade pode variar consoante a concentração, o pH, a temperatura ou a presença de iões metálicos. Acima de pH 10, a viscosidade diminui.

Estabilidade e condições de armazenamento:
O ácido algínico é um material higroscópico, embora seja estável se for armazenado a baixas humidades relativas e a uma temperatura fresca. As soluções aquosas de ácido algínico são mais estáveis a pH 4-10. As soluções de ácido algínico são susceptíveis de deterioração microbiana durante a armazenagem, o que pode afetar a viscosidade da solução.

Incompatibilidades:
O ácido algínico é incompatível com derivados de acridina, violeta de cristal, acetato e nitrato de fenil mercúrio, sais de cálcio, metais pesados e etanol em concentrações superiores a 5%. Concentrações baixas de electrólitos provocam um aumento da viscosidade, mas concentrações elevadas de electrólitos provocam a salga do ácido algínico; a salga ocorre se estiver presente mais de 4% de cloreto de sódio.

Segurança:
É geralmente considerado como um material não tóxico e não irritante, embora o consumo oral excessivo possa ser prejudicial.

Precauções de manuseamento:
Precauções normais adequadas às circunstâncias e à quantidade de material manuseado. O ácido algínico pode ser irritante para os olhos ou para o sistema respiratório se inalado sob a forma de poeira; recomenda-se a utilização de proteção ocular, luvas e um respirador contra poeiras. O ácido algínico deve ser manuseado num ambiente bem ventilado.

Aplicações na formulação ou tecnologia farmacêutica:

Existem inúmeras aplicações possíveis para os sistemas de administração de fármacos à base de polímeros de alginato, utilizando como agentes de administração tanto o encapsulamento com matrizes como o encapsulamento com óleo surfactante de alginato em emulsões aquosas. Em primeiro lugar, existe um mercado cada vez mais forte para vacinas contra numerosos agentes patogénicos, e a via de administração parentral tradicional para estas vacinas provou ser ineficaz no tratamento de doenças respiratórias transmitidas pelo ar ou relacionadas com as mucosas (Mestecky., 1987).

O ácido algínico é utilizado numa variedade de formulações farmacêuticas orais e tópicas. Nas formulações de comprimidos e cápsulas, o ácido algínico é utilizado como aglutinante e agente desintegrante. Em concentrações entre 1-5%, o ácido algínico é também amplamente utilizado como agente espessante e de suspensão numa variedade de pastas, cremes e géis, e como agente estabilizador de emulsões de óleo em água. Em termos terapêuticos, o ácido algínico tem sido utilizado em combinação com um antagonista dos receptores H2 no tratamento do refluxo gastroesofágico.

O ácido algínico é também utilizado em cosméticos e extensivamente em produtos alimentares, como emulsionante e estabilizador.

De um modo geral, tem havido muitas investigações prometedoras sobre vários métodos potenciais de administração de fármacos através do alginato e, devido à sua elevada biocompatibilidade e propriedades bioadesivas, o alginato é um candidato ideal para uma investigação mais aprofundada.

1.3.2 O material lipídico (Gelucire):

Recentemente, os lípidos ganharam atenção como uma alternativa aos polímeros para o desenvolvimento de formas de dosagem de libertação sustentada devido às suas vantagens, incluindo: a potencial biocompatibilidade e biodegradabilidade, a baixa viscosidade de fusão (sem necessidade de solvente adicional para a solubilização de fármacos) e a ausência de impurezas tóxicas, tais como monómeros residuais, catalisadores e iniciadores (Chauhan B., 2005). Um destes lípidos é o Gelucire, que compreende uma mistura de (a) glicéridos puros (mono, di e triglicéridos de ácidos gordos saturados), (b) misturas de glicéridos e ésteres de ácidos gordos de polietilenoglicóis (ésteres de ácidos gordos mono e di) em várias proporções ou (c) ésteres de polietilenoglicol (PEG) puros sem a presença de glicéridos, como no caso do G 55/18 (Nguyen C.N., 2008).

Os gelucires são materiais inertes derivados de óleos e gorduras naturais hidrogenados de qualidade alimentar (Kopcha M., 1991). Geralmente, são sintetizados através de uma reação de alcoólise em que o óleo de coco, de palma ou de palmiste é hidrolisado e os ácidos gordos são removidos por destilação fraccionada. Estes ácidos gordos são então esterificados com PEG a 230° C sob uma atmosfera de azoto. Para além da alcoólise, também pode ser fabricado através da esterificação direta de ácidos gordos com glicerol e PEG (Khan N., 2003).

Os gelucires são excipientes com carácter anfifílico. O carácter anfifílico da base é atribuído à longa cadeia de hidrocarbonetos e às moléculas de álcool que tornam estas bases adequadas como transportadores lipídicos para fármacos hidrofílicos e lipofílicos (Choy Y. W., 2005, Tashtoush B. M., 2004). Estas bases foram desenvolvidas para fundir dentro de gamas especificadas e para ter características pré-determinadas de solubilidade em gordura ou de dispersão em água (Kopcha M., I 991).

A terminologia utilizada na sua identificação descreve as suas propriedades: o primeiro número corresponde ao ponto de fusão do material, numa escala de 33° C a 35° C (Shimpi S., 2004). O ponto de fusão nominal só pode ser utilizado como referência e não representa o ponto de fusão exato da base (Quadro 2). O ponto de fusão é um valor aproximado, uma vez que os Gelucires fundem numa gama de temperaturas (Kahn N., 2003).

O segundo número da terminologia representa o valor HLB numa escala que vai de 0 a cerca de 20. As qualidades com valores de HLB mais elevados contêm grandes porções de fracções hidrofílicas (os ésteres de polietilenoglicol mais polares), enquanto que as qualidades com valores de HLB mais baixos contêm maiores porções de fracções lipofílicas (particularmente glicéridos) (Roussin P., 2001, Sutananta W., 1995).

Tipos de Gelucires:
Na família do Gelucire, quanto mais baixo for o valor HLB, mais hidrofóbicos são os materiais (Herzyk., 1999). Nesta base, tem havido um interesse considerável na utilização destes materiais como excipiente lipídico para formulações orais de libertação sustentada, particularmente no que diz respeito a três desses materiais, nomeadamente.

Gelucire 43/01:
É um sólido ceroso, glicéridos semi-sintéticos constituídos por uma mistura de cadeias de ácidos gordos saturados de comprimento variável, incluindo o ácido caprílico (C 8), o ácido cáprico (C 10), o ácido láurico (C 12), o ácido mirístico (C 14), o ácido palmítico (C 16) e o ácido esteárico (C 18), que se distribuem em 3%, 2%, 29%, 2%, 17% e 36%, respetivamente (Gattefosse (França), Chauhan B., 2005).

Gelucire 39/01:

É um sólido ceroso, composto por glicéridos hemi-sintéticos constituídos por ácidos gordos saturados de comprimento de cadeia que incluem o ácido láurico (C 12), o ácido mirístico (C 14), o ácido palmítico (C 16) e o ácido esteárico (C 18) (Chauhan B., 2004, Gattefosse (França), Murty B., 2007).

Gelucire 33/01:

É um sólido pastoso, glicéridos hemi-sintéticos constituídos por ácidos gordos saturados com cadeias de comprimento que incluem o ácido caprílico (C 8), ácido cáprico (C 10), ácido láurico (C 12), ácido mirístico (C 14), ácido palmítico (C 16) e ácido esteárico (C 18), distribuídos em 8,7%, 6,8%, 47,6%, 17%, 8,1%, 9,3% respetivamente (Gattefosse (França)).

Quadro 1 Especificação do ponto de fusão das bases Gelucire (Gattefosse (França)):

Grade of Gelucire	Melting point °C
G 33/01	31-37
G 35/10	37-38

Grade of Gelucire	Melting point °C
G 37/02	35-38
G 39/01	37.5-41.5
G 42/12	41-44
G 43/01	42-45
G 44/14	42-46
G 46/07	43-49
G 48/09	45-50
G 50/02	48-52
G 50/13	47-51
G 53/10	51-55
G 55/18	55-59

Aplicações farmacêuticas do Gelucire

Os vários graus de Gelucires são indicados pelos dois números acima mencionados e conduzem a um comportamento específico quando colocados em fluidos gastrointestinais. A escolha adequada do valor do ponto de fusão/HLB proporcionará as características necessárias para um perfil de libertação desejado, de forma reforçada ou sustentada (Montausse et al., 1999, Galal et al., 2004, Passerini et al., 2002, Pongjanyakakul et al., 2004).

Tabela 1.1 Aplicação de Gelucire em formulações farmacêuticas:

Name of Drug	Difficulty with drug	Type of Gelucire	Method Used	Application of Gelucire
Biophosphonates (Risedronate sodium)	Poor bioavailabilit y and Gastric Irritation	39/01	Floating matrix by using melt solidification	Sustained drug release, reduced gastric irritation and improved bioavailability
Diltiazem HCl	High water-solubility	43/01	Multiple-unit floating drug delivery system	Effective carrier for design of a multi-unit floating drug delivery system
Theophylline	High	50/02 &	Spheres obtained	Hydrophobic

	dissolution	55/18	by extrusion-spheronization of matrix granulations	Gelucire 50/02 act as an inert matrix and released theophylline very slowly compared with Gelucire 55/18, which acted as a hydrophilic matrix.
Carbamazepine formulations	The frequency of dosing in chronic therapy and the variability in drug plasma concentration	50/13	Semisolid matrix filling capsule technology	Reduction in frequency of dosing in chronic therapy by extended release formulation and decrease in the variability in drug plasma concentration.
Microspheres of carbamazepine	Improvement in dissolution and bioavailabilit y	50/13	Spray-congealing technique using the ultrasonic atomizer	Improved dissolution rate and bioavailability
Lysozyme incorporated into glyceryl palmitostearate (GPS) pellets	Improvement in drug release and bioavailabilit y	50/13	Pellets prepared by compression and melting	Melted matrices increased the percentage of lysozyme released in vitro. and controlled release of proteins
Nicotine	Colon specific delivery	50/13	Capsule containing drug and carbomer in Gelucire	Slowed linear release over 6 hrs

Low molecular weight heparin (LMWH) as well as unfractionated heparin (UFH)	Very poor intestinal absorption.	44/14	Oral formulation	Improved absorption from intestine
Propranolol	To regulate release from pellets	50/02	Direct pelletization technique in fluidized-bed rotary granulator	Drug release was adjusted by varying the ratio of Gelucire and other polymer as well as thickness of the coat
Caffeine	To study effect of drug on solid structure and its release mechanism	50/13	Matrix of the drug	Drug influences release mechanism in Gelucire matrix systems.
Piroxicam	Poor solubility	44/14	Semi-solid dispersion capsules	Increased solubility and rapid onset of action in painful conditions
Tocopherol	Poor bioavailability	44/14	Matrix of drug with Gelucire	two-fold increase in total tocopherol absorption compared to the commercial preparation
Diazepam	Poor water-solubility	50/13	Melt agglomeration	Faster dissolution rates.
Phenytoin sodium	Improvement in release profile	33/01 & 44/14	Semisolid lipophilic matrix filled in hard	Lipophilic and amphiphilic gelucires showed

			gelatin capsules	the best release profiles than marketed formulation
To obtain 400 m spheroids	To improve patient compliance particularly in the case of children and old people	Gelucire 50/02	Extrusion-spheronization through a 400 m orifice	Precirol and Gelucire 50/02 wetted with a sodium lauryl sulfate solution show plastic flow and which help in forming 400m spheroids
Bovine serum albumin (BSA)	To improve the release characteristic of protein	50/02	Solvent-free microparticles obtained by supercritical (SC) fluid-based coating technology	Prolonged release of the BSA
Naproxen, Ketoprofen and Indomethacin	Investigate changes in drug dissolution on storage of ternary solid-dispersion granules	50/13	Hot-melt granulation	Ostwald ripening determined drug dissolution in solid-dispersion granules upon storage.
Potassium chloride	To achive sustained release of KCl	Different kinds of Gelucire	Semi-solid matrices	Incorporation of higher the melting point Gelucire reduced the release rate of the KCl
Sterol & Stanol	To develop	44/14 &	Matrix system	Gelucire acted as

Compounds	Dispersible Oral formulation	50/13		a good carrier in this formulation.
Nifedipine	To improve Release characteristic	50/10	Matrix formulation	Controlled release of Nifedipine from matrices
Oral Dosage Form Drug + Gelucire + Polymer Sumikagel	Formulation with improved dissolution pattern	Gelucire and polymer Sumikagel .	Solid dispersion	Plays a role of an erodible polymer matrix with a low rate of erosion
Hydrophilic Macromolecules-Fluorescein Isothiocyanate-Dextran	Poor absorption	50/13	Palmitoyl glycol chitosan Hydrogels prepared by freeze-drying	Controlled release was seen and absorption was improved
Nifedipine	Poor solubility	50/13	Polymer matrix consisting of Pluronic and Gelucire	Nifedipine is released faster from the solid dispersion than from the pure crystalline drug of the same particle size.
Meloxicam	Poor Solubility, Dissolution And Absorption Rates	44/14	Amphiphilic matrix	Improved Solubility, Dissolution And Absorption Rates
Halofantrine	Poor aqueous solubility and poor bioavailabilit y in commercial	50/13	Solid dispersion	Improved aqueous solubility and bioavailability than commercial tablets

Drug	Problem	Gelucire	Formulation	Result
	tablets			
Antiviral agent UC-781	Poor solubility	44/14	Solid Dispersion	Solubility/dissolution rate was enhanced
Sodium salicylate	To achieve control release	50/13	Spherical oral devices	Control release was achieved
Salbutamol sulfate	Influence of aging on the release of drug	35/10, 48/09 & 46/07	Oral formulations (lipid matrices)	G35/10 –fast release and show decreased dissolution. G48/09- slow release and show decreased dissolution G46/07- slowest release with no alteration in dissolution
Naloxone hydrochloride	To formulate sustain release formulation by using Gelucire	53/10, 50/13 & 42/12	Matrix form of dosage form.	G53/10-12hr sustain release G50/13&42/12 in the ratio 80:20 to 95:5-6 to 9 hr sustain release
17-Estradiol hemihyadrate	Poorly water-soluble	44/14	Solid dispersion	Increase in dissolution rate
Proxyphylline	Comparative drug release using two different Gelucire in formulation	50/02 & 50/13	Hard gelatin capsules.	Gelucire with extreme HLB and viscosities, will give an optimal drug release
DMP 323-HIV	Poor	44/14	Semi solid	Bioavailability

protease inhibitor	bioavailabilit y		formulation.	was increased to 50%
Pesticide carbaryl	To reduce environmenta l impact produced by this agent	54/02	Microspheres prepared by hydrophobic congealable disperse-phase method	The controlled-release system has a lower potential risk for groundwater contamination
Gelucire	Effects of storing in different Gelucire	43/01,50/0 2, 50/13 &55/18	Differential scanning calorimetry (DSC)	Containing a high proportion of PEG stearates showed more changes when stored at elevated humidities than those of higher proportion of glycerides.
Albendazole sulphoxide	Evaluate its absorption and so as to improve systemic infection chemotherapy	44/14	A lipidic matrix	Lipidic matrix does not improve the physicochemical properties of Albendazole sulphoxide powder
Nifedipine	Chemical stability of Nifedipine sustained release dosage forms prepared with Gelucire 53/10	53/10	Sustained release tablet	It was found that Nifedipine in the sustained release formulations was chemically stable against the effects of temperature and humidity
Etofylline,	Rheological	Different	Suspension	These rheological

Diprophylline and Proxyphylline Suspension	study of suspension using different Gelucire composition	types of Gelucires	preparation	properties depend upon the chemical composition of Gelucires and drugs used
Amoxicillin	To achieve sustain release pattern of drug	64/02	Formulations prepared by fluid-bed coating of direct acting granules	Adequate sustained-release properties in vitro.
Triamterene or Temazepam	To study effect solidification of PEG and Gelucire drugs to liquid-fill in hard gelatin capsules.	44/14	Solid Dispersion	Reducing the rate of solidification could lead to incomplete solidification, giving products that are liable to change on storage.
Chlorpheniramine maleate	Poor drug release	50/02	Spheres prepared by the extruder/marumerizer	Increased drug release
series of dispersions containing theophylline	To study dissolution, erosion and swelling profiles of the drug dispersions	43/01, 54/02, 50/02, 50/13 &55/18	Solid dispersions	G43/01 and 54/02- release by simple diffusion G55/18- diffusion and erosion G50/13- erosion G50/02 - swelling & release by diffusion
Simvastatin	Poor	44/14	Semi-solid	Increased

	bioavailabilit y		formulation	bioavailability
Hydrochlorothiaz ide	Effect of physical and chemical properties on release	50/02 & 50/13	Matrix preparation	G50/02- No effect on drug release. G50/13- increased drug release
Insulin	Poor pharmacologi cal activity	50/22 & 44/14	Gels of insulin Gelucire	Resulted in mean increase pharmacological activity of about 23 and 24%, respectively
Novel Antiviral Agent, PG 301029	Very poor aqueous solubility but also degrades rapidly in water	44/14	Soft elastic capsules	Solves the stability, solubility, and bioavailability problems
Etoricoxib	Poor aqueous solubility	50/13	Solid Dispersions Using Lipid Carriers by Spray Drying Technique	Increase in the aqueous solubility
Rofecoxib	Poor aqueous solubility	44/14	Solid dispersions	Enhanced the solubility and dissolution characteristics of drug
Diclofenac salts	Poor dissolution rate.	50/13	Solid dispersions	Improved dissolution rate and solubility of drug
Glibenclamide	Poor dissolution rate and in turn	50/13	Solid dispersions	Improved solubility and bioavailability

Drug				
	bioavailabilit y			
Ibuprofen	Poor drug release	62/02	Preparation of Beads by melt solubilization technique	Better integrity and prolonged drug release by using a combination of waxes.
Propranolol	Poor bioavailabilit y	44/14	Matrix-in-cylinder system with a HPMC-Gelucire core.	Improved bioavailability
Metaloenzyme, seratiopeptidase	Poor oral absorption.	43/01	Matrix system	Improved oral absorption.
Theophylline	Poor Drug Release	50/02	Lipidic matrix pellets	Faster Drug release
Ranitidine Hydrochloride	Formulation design using Gelucire	43/01	Multiunit floating granules by melt granulation method	Hydrophobic lipid Gelucire 43/01 is an effective carrier for the multiunit floating drug delivery system of highly water soluble drugs
Praziquantel	Poor dissolution rate	50/13	Melt granulation and ultrasonic spray congealing	Improved dissolution rate
β-Lactum Antibiotics (Cephalexin And Cefoperazone)	To study In vitro and in situ intestinal transport	Gelucire 44/14 and Labrasol	Dispersion of Drug, Gelucire and Labrasol	1) Gelucire 44/14 did not affects the P app and CL app of either drug. 2) Labrasol made enhancement of

				the active transport of cephalexin

Quadro 1.2 Utilizações específicas de aplicações farmacêuticas de alguns Gelucires.

Type	Chemical nature	Uses
33/01	Glycerol esters of sat. C8-C18 fatty acids	Excipient, carrier, vehicle and antioxidant
37/02	Saturated polyglycolized glycerides	Excipient
39/01	Glycerol esters of saturated C12-C18 fatty acids	Excipient, vehicle, consistency building agent, fatting agent, antioxidant
43/01	Glycerol esters of saturated C12-C18 fatty acids	Excipient, vehicle, consistency building and fatting agent
44/14	PEG-32 glyceryl laurate EP	Excipient, solubilizer, emulsifier, bioavailability enhancer for capsule formulations
50/02	Saturated polyglycolized glycerides	Excipient
50/13	PEG-32 glyceryl palmitostearate	Excipient, bioavailability enhancer and controlled-release agent for hard gelatin capsule formulations
53/10	PEG-32 glyceryl stearate	Excipient
62/02	Saturated polyglycolized glycerides	Waxy carrier for melt processing technique

Embora existam algumas utilizações específicas de Gelucire para os seguintes fins:

Para melhorar a biodisponibilidade e a dissolução:

O número de medicamentos com fraca biodisponibilidade desenvolvidos pela indústria farmacêutica aumentou consideravelmente nos últimos anos. Diferentes abordagens para superar o problema estão sendo usadas atualmente. A incorporação de fármacos em Gelucire tem sido utilizada para aumentar a taxa de dissolução de fármacos pouco solúveis, conduzindo frequentemente a uma melhor biodisponibilidade do fármaco (Svensson S., 2004). Este comportamento foi atribuído à presença de ésteres hidrofílicos de PEG que actuam como um elemento de miscibilidade da água para as bases lipídicas e ajudam a eliminar a necessidade de incorporar surfactantes ou moléculas relacionadas (Khan N., 2003). Por exemplo, o Gelucire 44/14 e o Gelucire 50/13, em que o G 44/14 é uma mistura de tensioactivos (mono e diésteres de PEG), co-surfactantes (monoglicéridos) e fase oleosa (di e tri-glicéridos). Enquanto o G 50/13 contém uma grande proporção de mono e diésteres de PEG com ácido palmítico (C 16) e esteárico (C 18), com 20% de glicéridos e 80% de ésteres de PEG (Nguyen C. N., 2008).

Estes dois graus de Gelucires foram utilizados como transportador para aumentar a taxa de dissolução de fármacos pouco ou mal solúveis em água, como a espironolactona (Yassin., 2009), a nifedipina (Vippagunta S. R., 2002), o piroxicam (Karatas A., 2005) e a glibenclamida (Tashtoush M., 2004).

Para as formulações de libertação sustentada:
Verificou-se que a natureza e a proporção dos componentes dos Gelucires afectam fortemente a hidrofobicidade e o carácter de libertação do fármaco incorporado nas formas de dosagem formuladas (Vippagunta S.R., 2002). Os graus que contêm apenas glicéridos ou uma mistura de glicéridos com ésteres de polietilenoglicol são adequados para formulações de libertação sustentada, por exemplo, G 54/02, 50/13, 43/01, 39/01 (Chauhan B., 2005).

Vários grupos de investigação utilizaram Gelucires para o desenvolvimento de formas de dosagem de CR. O G 50/02 e o G 50/13 são dois tipos diferentes com o mesmo ponto de fusão e diferentes valores de HLB. Dennis et al., 1990, observaram que o G 50/13 libertava o cetoprofeno demasiado rapidamente para ser útil na preparação de formulações de libertação sustentada, mas uma mistura dos dois graus podia ser utilizada para preparar uma formulação de RC contendo cetoprofeno com um valor HLB final de 10,25. Por outro lado, o G 50/02 foi utilizado com êxito para preparar uma formulação de libertação prolongada contendo salicilato de sódio (Ainaoui A., 1998).

1.3.3 Revisão dos trabalhos de investigação sobre o Gelucire:

Badry et al. (2009) prepararam e caracterizaram dispersões sólidas do fármaco anti-inflamatório não esteroide (AINE) insolúvel em água, Indometacina (IND), com polietilenoglicol 4000 (PEG4000) e Gelucire 50/13 (Gelu) para aumentar a taxa de dissolução do fármaco. As dispersões sólidas (SDs) foram preparadas pelo método de fusão a quente em proporções de 1:1, 1:2 e 1:4 de fármaco para polímero. A microscopia eletrónica de varrimento (SEM), a difractometria de pó de raios X (XRD) e a calorimetria de varrimento diferencial (DSC) foram utilizadas para examinar o estado físico do fármaco. Além disso, foram exploradas a solubilidade e a taxa de dissolução do fármaco nos seus diferentes sistemas. Os dados do XRD mostraram que o fármaco ainda era detetável no seu estado sólido em todos os SDs de IND-Gelu. e desapareceu no caso de uma maior proporção de IND-PEG4000. Os termogramas de DSC mostraram a mudança significativa no pico de fusão do IND quando preparado como SDs, sugerindo a mudança na cristalinidade do IND. A maior proporção do polímero (1:4) aumentou a solubilidade do fármaco em cerca de 4 vezes ou 3,5 vezes no caso de SDs de IND-PEG ou IND-Gelu, respetivamente. Observou-se um aumento da taxa de dissolução do IND a pH 1,2 e 7,4 quando o fármaco foi disperso nestes transportadores sob a forma de misturas físicas (PMs) ou SDs. O IND libertou-se mais rapidamente dos SDs do que do fármaco cristalino puro ou dos PMs. A taxa de dissolução do IND das suas MPs ou SDs aumentou com o aumento da quantidade de polímero.

Siepmann et al. (2006) prepararam os pellets de matriz lipídica, utilizando teofilina e Gelucire 50/02 como fármaco modelo e material de transporte, respetivamente. Os pellets foram preparados por duas técnicas diferentes: solidificação por fusão e extrusão-esferonização. Foram estudados os efeitos de diferentes formulações e parâmetros de processamento sobre a cinética de libertação do fármaco em HCl 0,1N e tampão fosfato pH 7,4 e os resultados obtidos foram analisados utilizando modelos matemáticos adequados, a fim de obter mais informações sobre os mecanismos de transporte de massa subjacentes. Verificou-se que o tipo de técnica de preparação afecta fortemente os mecanismos subjacentes de libertação do fármaco. A libertação do fármaco a partir de péletes preparados pelo método de solidificação por fusão foi controlada principalmente por pura difusão, enquanto a libertação do fármaco a partir de péletes preparados pelo método de esferonização por extrusão foi controlada puramente por difusão apenas nos primeiros momentos. Após cerca de 2 h, os grânulos começaram a desintegrar-se, o que resultou numa diminuição do comprimento das vias de difusão e, por conseguinte, num aumento das taxas de libertação do fármaco. Além disso, as condições de cura afectaram significativamente a cinética de libertação da teofilina, enquanto a variação da carga inicial do fármaco de 20 para 50% (p/p) resultou apenas num ligeiro aumento da taxa de libertação relativa do fármaco. Curiosamente, os efeitos do tamanho dos grânulos preparados pelo método de solidificação por fusão na cinética de libertação do fármaco resultante puderam ser previstos quantitativamente utilizando uma solução analítica da segunda lei de difusão de Fick. Estas previsões puderam ser verificadas por experiências independentes.

Ahuja et al. (2006) estudaram a melhoria da dissolução de fármacos pouco solúveis em água, como o rofecoxib, utilizando uma abordagem de dispersão sólida. Para o efeito, foram investigados diversos transportadores, nomeadamente polietilenoglicóis (PEG 4000 e 6000), éster de ácido gordo poliglicolizado (Gelucire 44/14), polivinilpirrolidona K25 (PVP), poloxâmeros (Lutrol F127 e F68), polióis (manitol, sorbitol), ácido orgânico (ácido cítrico) e hidrótropos (ureia, nicotinamida). Os estudos de solubilidade de fase revelaram curvas do tipo AL para cada veículo, indicando um aumento linear da solubilidade do fármaco com a concentração do veículo. O sinal e a magnitude do parâmetro termodinâmico, energia livre de transferência de Gibbs, indicaram a espontaneidade do processo de solubilização. Todas as dispersões sólidas mostraram uma melhoria da dissolução do fármaco puro em graus variáveis, sendo o ácido cítrico, o PVP e os poloxâmeros os transportadores mais promissores. A modelação matemática dos dados de dissolução in vitro indicou o melhor ajuste com o modelo de Korsemeyer-Peppas e a cinética de libertação do fármaco principalmente como difusão Fickian. A caraterização do estado sólido do sistema binário fármaco-poloxâmero utilizando as técnicas de XRD, FTIR, DSC e SEM revelou uma perda distinta da cristalinidade do fármaco na formulação, o que explica ostensivamente o aumento da taxa de dissolução.

Patel et al. (2006) desenvolveram e optimizaram um sistema flutuante multiunidades de libertação controlada de um fármaco altamente solúvel em água, a ranitidina HCl, utilizando Compritol, Gelucire 50/13 e Gelucire 43/01 como transportadores lipídicos. Os grânulos lipídicos de ranitidina HCl foram preparados pela técnica de granulação por fusão e avaliados quanto à flutuação in vitro e à libertação do fármaco. A etilcelulose, a metilcelulose e a hidroxipropilmetilcelulose foram avaliadas como modificadores da taxa de libertação. Um projeto fatorial completo de 3^2 foi usado para otimização, considerando as quantidades de Gelucire 43/01 (X1) e etilcelulose (X2) como variáveis independentes e a porcentagem de fármaco liberado em 1 (Q1), 5 (Q5) e 10 (Q10) horas como variáveis dependentes. Os resultados revelaram que a quantidade moderada de Gelucire 43/01 e etilcelulose proporciona a liberação desejada do cloridrato de ranitidina de um sistema flutuante. O lote F4 foi considerado ótimo, pois continha menos Gelucire e foi mais semelhante ao perfil de dissolução previsto teoricamente (f2 = 62,43). Os estudos de sensibilidade à temperatura para as formulações preparadas a 40°C/75% de humidade relativa durante 3 meses não mostraram alterações significativas no padrão de libertação do fármaco in vitro.

Karatas et al. (2005) prepararam as dispersões semi-sólidas de Piroxicam utilizando Gelucires e Labrasol. Os testes de dissolução das preparações foram efectuados em meios com diferentes pH. A calorimetria diferencial de varrimento (DSC) foi utilizada para examinar a interação entre o piroxicam e os excipientes. Gelucire 44/14 e Labrasol na concentração de 15% p/v em água proporcionaram um aumento de 20 e 50 vezes na solubilidade do piroxicam, respetivamente. A dispersão semi-sólida contendo 1/20 da mistura fármaco/excipiente (20% de Gelucire 44/14 e 80% de Labrasol em p/p) produziu uma dissolução não inferior a 85% de piroxicam em 30 minutos em cada meio de dissolução (fluido gástrico simulado (SGF), tampões fosfatados de pH 1,2, pH 4,5 e 6,8; e água). A análise DSC desta dispersão semi-sólida indicou que não houve reação química entre o fármaco e os excipientes e que se formou uma solução em estado sólido de piroxicam com o excipiente.

Choy et al. (2005) prepararam a dispersão semi-sólida de Gelucire 50/13, um transportador de glicéridos poliglicolizados com o fármaco modelo Paracetamol, enchido em cápsulas de gelatina dura e armazenado a três temperaturas diferentes durante vários períodos de tempo. A matriz solidificada resultante dentro da cápsula foi submetida a uma análise térmica utilizando a calorimetria diferencial de varrimento (DSC) para determinar a sua estrutura supramolecular. Foram observadas transformações polimórficas em direção a formas mais estáveis de Gelucire após o envelhecimento das matrizes, sendo que as amostras armazenadas a uma temperatura próxima à faixa de fusão da fração de fusão de Gelucire de temperatura mais baixa apresentaram as mudanças mais profundas. O aumento na taxa de liberação do fármaco a partir de amostras envelhecidas pode ser correlacionado com as alterações na estrutura supramolecular da Gelucira. A liberação acelerada do fármaco a partir de amostras envelhecidas também pode ser observada em estudos in vivo usando voluntários humanos saudáveis, embora a extensão da absorção não tenha sido afetada. Portanto, embora a sustentabilidade da libertação possa ser comprometida pelo envelhecimento das matrizes Gelucire, é improvável que a biodisponibilidade do fármaco incorporado seja afetada.

Mehuys et al. (2005) estimaram a biodisponibilidade do propranolol a partir de um sistema de matriz-em-cilindro para administração sustentada de fármacos, constituído por um tubo de etilcelulose extrudido por fusão a quente que envolve um núcleo de HPMC-Gelucire 44/14 contendo fármaco. Uma dose oral de 80 mg de cloridrato de propranolol foi administrada a voluntários saudáveis (n = 10) num estudo cruzado e aleatório, quer como uma formulação comercial em pellets (Inderal retard mitis) quer como um sistema matriz-em-cilindro. Foi também estudada a influência da ingestão concomitante de alimentos na libertação do fármaco do sistema matriz-em-cilindro. Durante as primeiras 10 horas após a administração, o sistema matriz-em-cilindro resultou em níveis plasmáticos semelhantes aos da formulação de referência Inderal. A ingestão concomitante de um pequeno-almoço rico em gorduras e em calorias não causou uma perda de dose. Entre 10 h e 24 h após a administração do sistema matriz-em-cilindro, registou-se um aumento notável dos níveis plasmáticos de propranolol (em comparação com Inderal). Este efeito foi ainda mais pronunciado em condições de alimentação. O sistema matriz-em-cilindro apresentou uma biodisponibilidade relativa de 156% (em jejum) e 222% (em jejum) em comparação com o produto de referência comercializado. A fim de elucidar a origem deste aumento da biodisponibilidade, foram efectuadas experiências em Caco-2 e estudos na linfa de cães. No entanto, nenhuma destas experiências foi capaz de fornecer uma resposta conclusiva.

Shimpi et al. (2004) exploraram a aplicação do Gelucire 43/01 para a conceção de sistemas flutuantes de várias unidades do fármaco altamente solúvel em água Diltiazem HCl. Os grânulos de Diltiazem HCl-Gelucire 43/01 foram preparados pela técnica de granulação por fusão. Os grânulos foram avaliados quanto à capacidade de flutuação in vitro e in vivo, à topografia da superfície e à libertação do fármaco in vitro. O efeito do envelhecimento no armazenamento foi avaliado utilizando microscopia eletrónica de varrimento (SEM), microscopia de polarização a quente (HSPM), calorimetria de varrimento diferencial (DSC) e libertação in vitro do fármaco. Os grânulos foram retidos no estômago pelo menos durante 6 horas. Cerca de 65% a 80% do fármaco foi libertado ao longo de 6 horas, com uma libertação inicial rápida a partir da superfície. Os estudos de topografia de superfície, HSPM e DSC das amostras envelhecidas mostraram a transformação de fase do Gelucire. A transformação de fase também causou um aumento significativo na libertação do fármaco. Em conclusão, o lípido hidrofóbico Gelucire 43/01 pode ser considerado como um transportador eficaz para a conceção de um sistema de libertação de fármaco flutuante com várias unidades de um fármaco altamente solúvel em água, como o Diltiazem HCl.

Mehuys et al. (2004) formularam um sistema de administração de fármacos sustentado, constituído por um tubo de etilcelulose (CE) extrudido por fusão a quente que envolve um núcleo de HPMC-Gelucire 44/14 contendo fármaco, que foi avaliado in vitro e in vivo. Num meio aquoso, o núcleo de HPMC-Gelucire forma um tampão de gel, que liberta o fármaco - através das extremidades abertas do tubo EC - por meio de erosão. Foi investigada a influência da tensão hidrodinâmica e mecânica e o efeito de diferentes meios de dissolução fisiologicamente relevantes na libertação do fármaco in vitro. A partir destes testes de dissolução in vitro, concluiu-se que o tubo EC tem um efeito protetor sobre o fármaco que contém o núcleo de HPMC-Gelucire. Protege largamente o núcleo contra a hidrodinâmica e a tensão mecânica. Além disso, a libertação do fármaco do sistema matriz-em-cilindro foi apenas ligeiramente afetada pela composição do meio de dissolução. Um estudo cruzado aleatório in vivo em cães revelou que o sistema matriz-em-cilindro contendo cloridrato de propranolol tem um perfil ideal de libertação sustentada com níveis plasmáticos constantes mantidos durante 24 h. Além disso, a administração do sistema matriz-em-cilindro resultou num aumento de 4 vezes na biodisponibilidade do propranolol quando comparado com uma formulação comercial de libertação sustentada (Inderal).

Barker et al. (2003) prepararam a dispersão semi-sólida do nutracêutico líquido α-tocoferol com Gelucire 44/14 com o objetivo de determinar se a dispersão nesta matriz pode proporcionar um meio de formular um fármaco líquido numa forma de dosagem sólida, melhorando simultaneamente a biodisponibilidade oral. Esta dispersão foi preparada pelo método de fusão. Esta dispersão semi-sólida foi colocada num invólucro de cápsula que contém 300 UI de α-tocoferol. Apresenta uma melhor biodisponibilidade quando administrada a voluntários humanos em comparação com a formulação normal de α-tocoferol. Também não apresenta fugas do invólucro da cápsula quando é armazenado à temperatura e em condições ambientais durante 18 meses.

Chu et al. (2002) avaliaram o efeito da libertação sustentada de matrizes semi-sólidas de cloreto de potássio preparadas com diferentes tipos e quantidades adicionadas de Gelucires através do teste de dissolução in vitro e do estudo de absorção oral in vivo, e compararam com um produto comercial (slow-K). Os resultados indicam que as taxas de libertação de potássio das formulações experimentais dependem do tipo de matrizes semi-sólidas (Gelucires). Quanto mais elevado for o ponto de fusão dos Gelucires incorporados, mais lenta será a taxa de libertação da substância ativa. Além disso, os valores do fator de semelhança das fórmulas F 05 e F 09 versus a referência em três tipos de meio de dissolução (f2) foram superiores a 50, indicando que estas formulações experimentais tiveram efeitos de libertação sustentada semelhantes aos da referência (slow-K) no ensaio de dissolução. No estudo in vivo, a curva da quantidade cumulativa (mEq) de potássio excretado e a curva da taxa de excreção de F 05 e F 09 foram semelhantes às do slow-K, e não houve diferenças significativas (P 0,05) na taxa de excreção máxima e no tempo médio para atingir a taxa máxima entre as formulações e o slow-K, indicando que a forma de dosagem de libertação sustentada de cloreto de potássio pode ser preparada utilizando os Gelucires como excipientes lipídicos.

Ratsimbazafy et al. (1999) formularam a mistura de Gelucire 50/02 e 50/13 com diferentes equilíbrios hidrofílicos-lipofílicos (HLB) e de proxifilina para preparar suspensões a uma concentração de 25% e para fabricar cápsulas de gelatina dura de libertação prolongada por arrefecimento. A propriedade reológica foi determinada pelo viscosímetro. As misturas de Gelucire puro tiveram um ligeiro espessamento por cisalhamento, enquanto as suspensões de proxifilina tiveram um comportamento tixotrópico de afinamento por cisalhamento. Esses comportamentos reológicos podem ser explicados pela composição química e pela proporção dos dois Gelucires utilizados. A liberação prolongada da proxifilina foi obtida com todas essas misturas. A libertação do fármaco aumentou com o HLB da mistura de Gelucires devido a uma maior erosão. Foi encontrada uma relação entre viscosidade e libertação que permitiu, com estes dois Gelucires de HLB e viscosidades extremas, definir as formulações que proporcionam uma libertação óptima do fármaco, através da determinação da viscosidade da suspensão. A modelação da cinética de dissolução mostrou geralmente a predominância da erosão superficial dos tampões em relação à difusão do fármaco no interior da matriz. Isto foi confirmado pela melhor linearização da percentagem libertada, de acordo com Hixson Crowell em comparação com Higuchi.

1.3.4 Revisão do trabalho de investigação sobre o Alginato de Sódio.

Bhaskar et al. (2010) desenvolveram pérolas poliméricas de libertação sustentada contendo diclofenac sódico, que foi então fabricado com polímeros hidrofílicos carboximetilcelulose de sódio (Na CMC) e alginato de sódio (Na Alg.). O sistema de pérolas de Na Alg. e Na CMC foi preparado pela técnica de gelificação ionotrópica utilizando cloreto de cálcio como agente de ligação cruzada. As esferas de diclofenac de sódio foram preparadas com diferentes concentrações de polímero. As esferas preparadas foram então avaliadas quanto ao tamanho das partículas, à libertação in vitro do fármaco e à eficiência de aprisionamento. Foi também efectuado um estudo de incompatibilidade para investigar a interação entre o fármaco e o excipiente por DSC e FTIR. A eficiência de aprisionamento foi de 82,69% e 91,73% para Na CMC e Na Alg. Respetivamente. Verificou-se também que a libertação do fármaco foi de 10 h.

Leong et al. (2009) prepararam fibras carregadas com fármacos a partir da complexação interfacial de polielectrólitos. Uma fibra de quitosano-alginato foi produzida puxando a partir da interface entre duas soluções de polielectrólito à temperatura ambiente. Dependendo das propriedades dos componentes, o tempo de libertação dos componentes encapsulados a partir destas fibras pode variar entre horas e semanas. A dexametasona foi completamente libertada em 2 horas e a avidina apresentou uma libertação sustentada durante 3 semanas. As fibras foram capazes de libertar avidina de forma constante durante mais de 3 semanas sem uma explosão inicial.

Pongjanyakul. (2009) prepararam dispersões compostas de alginato de sódio e silicato de alumínio e magnésio (SA-MAS) e caracterizaram o comportamento de fluxo e a morfologia da fase dispersa antes da fundição. Foi utilizado o SA com alto teor de bloco G e bloco M. As propriedades físico-químicas e as permeabilidades das películas foram investigadas utilizando compostos não electrólitos e aminas num meio ácido. Os resultados mostraram que a incorporação de dispersões MAS deu comportamentos de fluxo idênticos e morfologias de floculados MAS. A espetroscopia FTIR revelou que o GSA e o MSA apresentaram interacções moleculares semelhantes com o MAS nos filmes e que não houve interação entre o SAMAS.

Bodmier et al. (2009) prepararam e caracterizaram novos sistemas de libertação baseados em hidrogéis que permitem a libertação controlada de fármacos nas superfícies mucosas. Foram preparadas micropartículas de poloxâmero de alginato carregadas com sulfato de terbutalina e albumina de soro bovino (BSA) através de um método de emulsão e gelificação externa. As micropartículas foram caracterizadas por microscopia ótica e eletrónica de varrimento, difração de luz laser, espetroscopia de absorção atómica, análise de raios X por dispersão de energia e células de difusão de Franz modificadas para medições de libertação de fármacos in vitro. Utilizando heptano como fase orgânica, foram obtidas micropartículas homogéneas e quase esféricas com uma elevada eficiência de carregamento (>90%). Os padrões de libertação de fármacos resultantes podem ser eficazmente ajustados variando o rácio da mistura de alginato : poloxâmero. Foi revelado que o novo sistema de hidrogel apresenta um melhor sistema de libertação de fármacos para superfícies mucosas.

Mokkaram et al. (2008) prepararam microesferas de toxoide da difteria (DT) com alginato de sódio (Na Alg.) como polímero para administração intranasal de medicamentos. O DT foi aprisionado em micropartículas feitas de (Na Alg.) de diferentes pesos moleculares reticuladas com CaCl2 1M ou CaCl2 3,75 %w/w em n-octanol. As micropartículas carregadas com DT foram caracterizadas quanto ao seu tamanho, eficiência de carga e libertação in vitro do toxoide. As micropartículas resultantes tinham um tamanho que variava consoante as condições de formulação e (NA Alg.). Os resultados dos estudos de libertação in vitro revelaram uma libertação bifásica do toxoide, sendo a intensidade da primeira fase menos pronunciada para as micropartículas reticuladas com CaCl2 aquoso do que com CaCl2 octanólico.

Tadros et al. (2008) desenvolveram um comprimido de matriz de libertação prolongada de Nicorandil; um fármaco livremente solúvel em água utilizado em doenças cardiovasculares. Foi preparado um complexo de interpolímeros (IPCs) de quitosano (CH)/hialuronato de sódio (HA), pectina (PE) ou alginato de sódio (AL). Os IPCs ideais (CH : HA, 40:60), (CH : PE, 30:70) e (CH : AL, 20:80) foram caracterizados por espetroscopia FTIR. Os CIPs basearam-se em interacções electrostáticas entre grupos amina protonados de CH e grupos carboxilato de HA, PE ou AL. Foram preparados comprimidos de matriz de nicorandil utilizando os CIP optimizados. Foram efectuadas avaliações como a variação de peso, a espessura, a uniformidade do conteúdo, a friabilidade, a desintegração e os estudos de libertação in vitro. Verificou-se que a libertação do fármaco foi >8 h. A maioria das fórmulas apresentou perfis de libertação do fármaco por difusão não-Fickian.

Sriamornsak et al. (2007) investigaram a possibilidade de produzir pellets à base de alginato por extrusão/esferonização e também de melhorar a formação de pellets esféricos à base de alginato, investigando o efeito do aditivo no líquido de granulação nas características e na libertação do fármaco dos pellets resultantes. Foram avaliados dois tipos de alginato de sódio (30%) em combinação com teofilina (20%), celulose microcristalina (50%) e diferentes líquidos de granulação. Os pellets foram então preparados numa extrusora de cesto, depois esferonizados e secos. Os produtos finais foram caracterizados por exame morfológico e estudo de libertação do fármaco. Diferentes aditivos no líquido de granulação influenciaram a capacidade da massa extrudida para formar pellets (a processabilidade) com esta técnica. No entanto, os diferentes tipos de alginato de sódio responderam de forma diferente às modificações de forma. Obtiveram-se pellets longos e em forma de halteres com líquidos de granulação viscosos. No entanto, obtiveram-se pellets curtos e quase esféricos com um líquido de granulação aquoso com cloreto de cálcio, que reduziu a capacidade de inchaço do alginato de sódio. As melhorias nas características dos grânulos também dependeram do tipo de alginato de sódio utilizado. A maioria das formulações de granulado libertou cerca de 75-85% do fármaco no espaço de 60 minutos e apresentou um bom ajuste às equações de Higuchi e de Korsemeyer-Peppas. Uma maior quantidade de cloreto de cálcio a 3%, como líquido de granulação, na formulação mostrou um tempo médio de dissolução mais elevado, resultante das propriedades de ligação cruzada dos iões de cálcio às cargas negativas das moléculas de alginato.

Choudhary et al. (2005) prepararam pérolas de gel de alginato de cloridrato de metformina, um fármaco altamente solúvel em água, através de uma técnica de gelificação em emulsão. As esferas de gel contendo óleo foram preparadas misturando ou homogeneizando suavemente a fase de óleo e água contendo alginato de sódio, que foi depois extrudido numa solução de cloreto de cálcio para produzir esferas de gel.

Foram investigados os efeitos de factores como o tipo de óleo e a percentagem de óleo na morfologia e nas características de libertação. Foi utilizada uma variedade de óleos para estudar o efeito na propriedade de sustentação das esferas formadas. As pérolas de gel de alginato de cálcio com óleo apresentaram uma boa libertação sustentada. As fotomicrografias electrónicas de varrimento demonstraram glóbulos de óleo minúsculos nas esferas e também através da superfície interna das esferas. As esferas também apresentaram um comportamento flutuante, dependendo do tipo de óleo que foi utilizado para a preparação.

Heng et al. (2002) utilizaram cloreto de cálcio e sulfato de zinco para reticular microesferas de alginato preparadas por um método de emulsificação. As microesferas reticuladas por uma combinação destes dois sais apresentaram uma morfologia diferente e uma libertação mais lenta do fármaco em comparação com as reticuladas apenas pelo sal de cálcio. A partir do estudo da viscosidade, verificou-se que os catiões de zinco interagiam com as moléculas de alginato em maior grau do que os catiões de cálcio. Os efeitos variáveis dos sais nas propriedades das microesferas foram em grande parte atribuídos à sua capacidade de interagir com as moléculas de alginato.

Tabrizian et al. (2002) desenvolveram nanopartículas de alginato-quitosano com o objetivo de manter a baixa toxicidade e a biocompatibilidade. Através da gelificação iónica, foram formadas partículas com um diâmetro médio Z de 157 nm e um potencial zeta de +32 mV. Os ensaios de ligação por competição indicaram que a presença de alginato reduz a força de interação entre o quitosano e o ADN, contribuindo para uma melhor transfecção. Os ensaios de viabilidade celular indicaram que as nanopartículas apresentam a mesma baixa toxicidade que o quitosano e uma toxicidade significativamente reduzida em comparação com uma formulação comercial de lipossomas. Além disso, a complexação com nanopartículas manteve a integridade do ADN e protegeu-o da degradação por nuclease melhor do que o quitosano isolado. As nanopartículas de alginato-quitosano foram capazes de mediar a transfecção de células 293T quatro vezes mais do que o conseguido pelas nanopartículas de quitosano; às 48 h, a eficiência da transfecção foi tão elevada como com a Lipofectamina™, com uma citotoxicidade significativamente reduzida. Globalmente, a inclusão de alginato melhorou as propriedades vectoriais das nanopartículas à base de quitosano, demonstrando uma capacidade de transfecção superior, mantendo a biocompatibilidade e a baixa toxicidade.

Nastruzzi et al. (1998) prepararam e caracterizaram as microesferas de Ca-alginato tratadas com um excesso de NaOH e posteriormente numa solução muito concentrada de $CaCl_2$. As partículas produzidas têm uma forma esférica com um diâmetro médio de

350 mm. As partículas apresentam uma estrutura interna relativamente densa e homogénea em comparação com as microcápsulas de alginato anteriormente referidas (a densidade aparente é de 0,47 g/cm3), pelo que a matriz das partículas é caracterizada por uma elevada densidade de grupos carboxílicos carregados. As partículas produzidas com um tempo de contacto de 1 h apresentaram um grau de reticulação de 54%. As microesferas têm uma boa estabilidade e, apesar de um grau de inchamento muito baixo, têm uma boa recuperação de solventes e uma excelente capacidade de ligação iónica de fármacos catiónicos

CAPÍTULO 2

2.0 EXPERIMENTAL

2.1 Materiais

O metronidazol (MTZ) e a norfloxacina (NFC) foram oferecidos pela Simpex Laboratories Kotdwar, Índia. O alginato de sódio foi adquirido à Sigma- Aldrich (St. Louis, EUA). Gelucire 39/01 (sólido ceroso, ponto de fusão 39^0 C, HLB = 01) e 50/13 (ponto de fusão 50^0 C, HLB = 13) foi uma oferta da Gattefosse SAS (St Priest, Cedex, França). A água utilizada nas formulações era de grau HPLC (Merck) e todos os outros produtos químicos utilizados eram de grau analítico.

2.2 Equipamentos utilizados

Quadro 2.1 Lista de equipamentos e instrumentos utilizados

Sr. No.	Equipments	Model and Company Name
1.	U.V. Spectrophotometer (Double beam)	Shimadzu UV 1800, Japan
2.	pH meter	Labtronics, India
3.	Digital Balance	Citizen Scale, CY220
4.	Dissolution Apparatus	Electrolab TDP-08L Dissolution Apparatus
5.	Scanning Electron Microscope	Leo 435VP, variable pressure, Oxford, U.K
6.	Differential Scanning Calorimetry	Perkin Elmer Instrument (IIT, New Delhi)
7.	Fourier Transform Infra Red Instrument	Perkin Elmer (Jamia Hamdard University, New Delhi)
8.	Optical microscope	Model BH-2, Olympus, Japan

Métodos

2.3 Análise dos medicamentos

2.3.1 Ensaios de identificação

Espectroscopia de infravermelhos com transformada de Fourier

As análises FTIR das amostras foram efectuadas para identificação qualitativa dos compostos. A pastilha de KBr com cerca de 1 mm de diâmetro do fármaco foi preparada triturando 3-5 mg de amostra com 100-150 mg de KBr numa máquina de compressão sob pressão. A pastilha de amostra foi montada no compartimento FTIR e analisada com um comprimento de onda de 4000 cm⁻ 1 - 400 cm⁻¹ .

Absorção de ultravioletas

Foi determinada a absorção ultravioleta na gama de 200 a 400 nm *de uma* solução de 100 µg/ml em solução de HCl 0,1M.

Calorimetria diferencial de varrimento (DSC)

A Calorimetria Exploratória Diferencial (DSC) foi utilizada para descobrir o ponto de fusão exato da base de Metronidazol e da amostra de Norfloxacina utilizada na presente investigação. A análise DSC foi efectuada entre 50-250° C a 5° C/ min., utilizando amostras duplicadas de 5 mg em recipientes de alumínio frisado. Foram utilizadas amostras de índio para calibrar os instrumentos DSC.

2.4 Estimativa quantitativa de medicamentos

Na presente investigação, foi selecionado o método espetrofotométrico UV para a estimativa do fármaco, uma vez que o método é simples, económico e apresenta resultados reprodutíveis dentro de limites aceitáveis. O espetrofotómetro UV de feixe duplo (UV-1800, Shimadzu) foi utilizado para a análise.

2.4.1 Determinação dos máximos de absorção

Foi determinado um máximo de absorção UV através da análise de uma solução a 1% p/v de base de metronidazol e norfloxacina numa solução de HCl 0,1 M (pH 1,2) entre 200 nm e 400 nm.

2.4.2 Solução para a preparação da curva-padrão
Preparação da solução de HCl 0,1M

Dissolver cerca de 8,5 ml de ácido clorídrico em água purificada suficiente para obter 1000 ml.

Preparação da curva de calibração de padrões

A base de metronidazol e a norfloxacina apresentaram um pico de absorvância a 278 nm em HCL 0,1 M (pH 1,2).

Instrumento utilizado
Espectrofotómetro UV-visível Shimadzu (UV- 1800).

> **Procedimento**

Solução padrão:
100 mg de metronidazol e de norfloxacina, pesados com exatidão, foram colocados separadamente em balões volumétricos de 100 ml e dissolvidos numa pequena quantidade de HCL 0,1 M. O volume foi completado com HCl 0,1 M, para obter uma solução contendo 1mg/ml.

Solução de reserva:
A partir da solução padrão, uma solução estoque foi preparada pipetando 1 ml da solução padrão acima em outros frascos volumétricos de 100 ml e o volume foi feito com o HCl 0,1 M, para dar uma solução contendo 100 µg/ml.

Preparação da solução padrão de trabalho:
Pipetaram-se alíquotas de 2, 4, 6, 8 e 10 ml da solução-mãe para balões volumétricos de 10 ml. O volume foi completado até ao traço com HCl 0,1M (pH 1,2). Estas diluições dão 2, 4, 6, 8 e 10 µg/ml de concentração de Metronidazol e Norfloxacina. A absorvância das soluções preparadas de Metronidazol e Norfloxacina em HCl 0,1M foi medida a 278 nm no espetrofotómetro Shimadzu UV-1800 contra um branco apropriado (HCl 0,1M). Os dados de absorvância para as curvas de calibração padrão da base de metronidazol e da norfloxacina são apresentados nos quadros 3.1 e 3.3, respetivamente.

2.5 Preparação da emulsão SA-Gelucire
A emulsão SA-Gelucire foi preparada misturando a solução de SA com uma mistura de Gelucires fundidos (39/01 e 50/13) com a ajuda de um agitador mecânico a cerca de 500 rpm durante 5 min.

2.5.1 Preparação de pérolas de gel de emulsão flutuante contendo alginato de sódio, Gelucire 39/01 e Gelucire 50/13
As esferas de gel de emulsão flutuante foram preparadas (Tabela 2.1) através da extrusão de uma emulsão de SA com Gelucire 39/01 e 50/13 contendo CaCO3 (com ou sem fármaco) com a ajuda de uma seringa hipodérmica de 25 ml, em solução de CaCl2 (3%w/v em ácido acético 10% v/v) à temperatura ambiente (28° C). As esferas formadas instantaneamente foram curadas durante 10 minutos num meio de gelificação a 37° C com agitação ligeira. As pérolas preparadas foram separadas por filtração,

lavadas três vezes com água desionizada e secas numa estufa a 35^0 C durante 12 horas e depois mantidas num exsicador durante mais 12 horas antes de outras experiências. Além disso, foram também preparadas esferas de alginato flutuante sem Gelucires para efeitos de comparação. Estas esferas foram preparadas por extrusão gota a gota de uma solução de SA em água desionizada contendo CaCO3 (com ou sem fármaco) em solução de CaCl2 (3%w/v em ácido acético a 10% v/v) à temperatura ambiente.

Quadro 2.1 Composição da formulação para pérolas de gel de emulsão contendo Metronidazol base e Norfloxacina

Formulation code	MTZ (mg)	NFC (mg)	SA (%ow/v)	Gelucire 39/01 (mg)	Gelucire 50/13 (mg)	CaCO$_3$ (%ow/v)	CaCl$_2$ (%ow/v)
M	100		1.5			1	3
M1	100		1.5	50	16	1	3
M2	100		1.5	30	10	1	3
M3	100		1.5	25	5	1	3
M4	100		1.5	20	5	1	3
M5	100		1.5	30	5	1	3
N		100	1.5			1	3
N1		100	1.5	50	16	1	3
N2		100	1.5	30	10	1	3
N3		100	1.5	25	5	1	3
N4		100	1.5	20	5	1	3
N5		100	1.5	30	5	1	3

O volume total de cada formulação foi de 10 ml

2.6 Caracterização dos grânulos de gel de emulsão

2.6.1 Interacções medicamentosas com excipientes

Ao conceber qualquer sistema de administração de medicamentos, é imperativo ter em consideração a compatibilidade entre o medicamento e o polímero utilizado no sistema. Por conseguinte, é necessário confirmar que o fármaco não está a interagir com o polímero em condições experimentais e durante o prazo de validade. Os estudos de interação podem ser efectuados com base no UV, no infravermelho com transformada de Fourier e na DSC. No presente estudo, os estudos de interação fármaco-polímero foram realizados comparando-os com o fármaco puro e as formulações de fármaco-polímero por FTIR e DSC.

2.6.2 Morfologia e determinação do tamanho das esferas

O tamanho dos grânulos preparados foi determinado com um microscópio ótico (modelo BH-2, Olympus, Japão) equipado com uma platina e um micrómetro ocular.

Foram medidas vinte pérolas secas para determinar o diâmetro médio das pérolas. Todas as medições foram efectuadas em triplicado. A topografia da superfície e a estrutura interna das pérolas secas foram avaliadas com um microscópio eletrónico de varrimento (Leo 435VP, pressão variável, Oxford, Reino Unido) com várias ampliações.

2.6.3 Estudo de flutuabilidade *in vitro*

Uma quantidade conhecida de pérolas de gel de emulsão foi colocada num copo de vidro de 500 ml contendo HCl 0,1 M (pH 1,2), mantendo-se num banho de água à temperatura de $37 \pm 0,5^0$ C. Foram registados o tempo de flutuação, "o tempo entre a introdução das pérolas e a sua flutuação", e a duração total da flutuação, "o tempo durante o qual as pérolas permanecem flutuantes".

2.6.4 Características do perfil de libertação *in vitro*

A libertação in vitro de metronidazol e norfloxacina das esferas de gel de emulsão foi avaliada com um aparelho de dissolução USP XXXI tipo II (tipo pá, Electrolab, Mumbai, Índia) a 50 rpm em 500 ml de SGF (pH 1,2) a $37\pm0,5^0$ C. Em intervalos pré-determinados, foi retirada uma alíquota de 1 ml e reabastecida com um volume igual de meio de dissolução fresco. As amostras retiradas foram analisadas espectrofotometricamente a 278 nm, respetivamente, para as formulações à base de Metronidazol e Norfloxacina.

2.6.5 Determinação da eficácia do aprisionamento do fármaco

A eficiência de aprisionamento do fármaco de cada formulação foi determinada extraindo os grânulos esmagados com HCl 0,1M (pH 1,2) durante 45 minutos a 37^0 C e depois centrifugados a 5000 rpm. A camada sobrenadante foi retirada e adequadamente diluída com HCl 0,01M, quantificando a quantidade de fármaco por espetrofotometria UV a 277 e 278nm, respetivamente. A eficiência de aprisionamento (EE) foi calculada de acordo com a relação:

$$EE = \frac{\text{Actual drug content}}{\text{Theorectical drug content}} \times 100$$

Tabela 2.2 Perfil de dissolução para o estudo de libertação do fármaco in vitro

Sr. No.	Equipments	Parameters
1.	Dissolution Apparatus	USP Type 2, Paddle
2.	Dissolution media	0.1 M HCl solution
3.	Volume of the Media	500 ml
4.	Blank solution	0.1 M HCl solution
5.	Sampling Volume	1 ml every 1 hour
6.	Rotation speed	50 RPM
7.	Temperature	$37 \pm 0.5\,^{\circ}C$
8.	λ max	278 nm
9.	Blank Solution	0.1 M HCl (pH 1.2)
10.	Beer's range	2 - 10 µg / ml

2.6.6 Cinética da libertação do fármaco

Os resultados dos perfis de libertação in vitro obtidos para todas as formulações foram ajustados a quatro modelos de tratamento de dados, como se segue:

1. Percentagem cumulativa de fármaco libertado versus tempo (modelo cinético de ordem zero).

2. Percentagem cumulativa logarítmica de fármaco remanescente versus tempo (modelo cinético de primeira ordem).

3. Percentagem cumulativa de fármaco libertado versus raiz quadrada do tempo (modelo de Higuchi).

4. Percentagem cumulativa logarítmica do fármaco libertado versus tempo logarítmico (equação de Korsemeyer-Peppas).

Cinética de ordem zero: Uma libertação de ordem zero seria prevista pela seguinte equação.

$$A_t = A_0 - K_0 t \ldots\ldots\ldots (1)$$

Onde,

A = Libertação do fármaco no momento 't'

A = Concentração inicial do fármaco

K = constante de velocidade de ordem zero (hr⁻).

Quando os dados são representados como percentagem cumulativa de libertação do fármaco em função do tempo, se o gráfico for linear, então os dados obedecem a uma cinética de libertação de ordem zero, com um declive igual a K .

Cinética de primeira ordem: Uma libertação de primeira ordem seria prevista pela seguinte equação

$$\text{Log } C = \text{Log } C_0 - 2.303 \text{ Kt} \dots\dots\dots (2)$$

Onde:

C = Quantidade de fármaco remanescente no momento 't'

C = Quantidade inicial de medicamento

K = Constante de velocidade de primeira ordem (hr⁻).

Quando os dados são representados como percentagem acumulada de fármaco remanescente versus tempo, obtém-se uma linha reta, indicando que a libertação segue uma cinética de primeira ordem. A constante "K" pode ser obtida multiplicando 2,303 pelos valores do declive.

Modelo de Higuchi: O fármaco libertado dos dispositivos da matriz por difusão foi descrito de acordo com a equação de difusão clássica de Higuchi.

$$Q = [\, D\varepsilon/\tau \, (2A - \varepsilon C_s) \, C_{s.} \, t]^{1/2} \dots\dots\dots (3)$$

Onde,

Q = Quantidade de fármaco libertada no momento 't'

D = Coeficiente de difusão do fármaco na matriz

A = Quantidade total de fármaco por unidade de volume da matriz

C = A solubilidade do fármaco no meio de difusão

ε = Porosidade da matriz

τ = Tortuosidade

t = Tempo (horas) em que é libertada "Q" quantidade de fármaco.

A equação (3) pode ser simplificada se assumirmos que D, C e A são constantes.
A equação (3) passa então a ser:

$$Q = Kt^{\frac{1}{2}} \ldots\ldots\ldots\ldots (4)$$

Quando os dados são representados de acordo com a equação (4), ou seja, fármaco cumulativo libertado versus raiz quadrada do tempo, obtém-se uma linha reta, indicando que o fármaco foi libertado por mecanismo de difusão. O declive é igual a "K".

Modelo de Korsemeyer e Peppas: As taxas de libertação das matrizes poliméricas de libertação controlada podem ser descritas pela equação (5) proposta por Korsemeyer et al.

$$Q = K_1 t^{n} \ldots\ldots\ldots\ldots (5)$$

Q é a percentagem de fármaco libertado no tempo "t", K é uma constante cinética que incorpora as características estruturais e geométricas dos comprimidos e "n" é o expoente difusional indicativo do mecanismo de libertação.

Para a libertação Fickian, n=0,45, enquanto que para o transporte anómalo (não Fickian), n varia entre 0,45 e 0,89 e para a libertação de ordem zero, n = 0,89.

Quadro 2.3 Mecanismo de libertação com variação dos valores "n

Sr. No	n Value	Release mechanism
1	$n \leq 0.45$	Fickian diffusion
2	$0.45 < n < 0.89$	Anamolous or Non-fickian diffusion
3	$n = 0.89$ and above	Super case II or super case transport II

2.7 Análise estatística

As diferenças na média dos dados foram comparadas por análise simples de variância (análise de variância unidirecional) ou teste t de Student (Sigma Plot® 11). A significância da diferença foi determinada com um limite de confiança de 95% ($p=0,05$).

CAPÍTULO 3

3.0 RESULTADOS E DISCUSSÃO

A propriedade mais importante dos alginatos é a sua capacidade de formar géis por reação com catiões divalentes, como o Ca^{++}. Os catiões monovalentes e o Mg^{++} não induzem a gelificação dos alginatos (Ress et al., 1977). A gelificação e a reticulação do SA são conseguidas principalmente pela troca de Na^+ dos ácidos gulurónicos com Ca^{++}, e pelo empilhamento destes grupos gulurónicos para formar a estrutura caraterística de caixa de ovo. O Ca^{++} liga-se aos blocos de ácido α-L-gulurónico de uma forma altamente cooperativa e o tamanho da unidade cooperativa é superior a 20 monómeros (Smidsrod et al., 1990). Cada cadeia de alginato dimeriza para formar junções com muitas outras cadeias e, como resultado, formam-se redes de gel (Dupuy et al., 1994). A reatividade do Ca^{++} aos alginatos é o resultado da associação dimérica induzida pelo Ca^{++} das regiões do bloco G. Os géis assim formados assemelham-se a sólidos, mantendo as suas formas e resistindo a tensões, e são constituídos por 99-99,5% de água e o restante por alginatos.

Quando uma emulsão de SA com Gelucires contendo CaCO3 foi extrudida em soluções ácidas de CaCl2, formaram-se instantaneamente pérolas de gel poroso devido à geração simultânea de gás e à gelificação ionotrópica, na qual se formaram ligações cruzadas intermoleculares entre o Ca^{++} e os grupos COO^- carregados negativamente da SA. As pérolas preparadas foram curadas no meio de gelificação durante 10 minutos a 37^0 C. Observou-se que quando as pérolas foram preparadas à temperatura ambiente (28^0 C), afundaram-se rapidamente e não houve flutuação das pérolas secas. Por conseguinte, experimentámos a preparação de pérolas a diferentes temperaturas e, como resultado, foi selecionada a temperatura de 37^0 C. A preparação e a cura a esta temperatura facilitaram a difusão do meio de gelificação ácido no interior da estrutura da pérola, de modo a acelerar a reação entre o agente gerador de gás e o ácido acético presente no meio de gelificação. As pérolas secas obtidas através deste procedimento exibiram uma flutuação prolongada quando colocadas em HCl 0,1 M.

Caracterização de fármacos por espetroscopia U.V

Os máximos de absorção do fármaco, determinados pelo espetrofotómetro UV, foram de 278 nm para a base de metronidazol e para a norfloxacina em solução de HCl 0,1 M, quando analisados entre 200-400 nm, como se mostra na Fig. 5.3 e na Fig. 5.4, respetivamente. O método de análise utilizando o espetrofotómetro de UV da base de metronidazol e da norfloxacina, analisado a λ_{max} 278nm, respetivamente, foi considerado reprodutível.

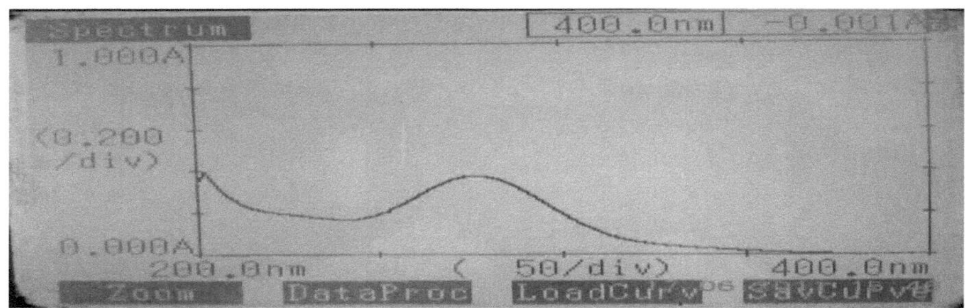

Figura 3.1Máximos de absorção da base de Metronidazol em HCl 0,1M (pH 1,2)

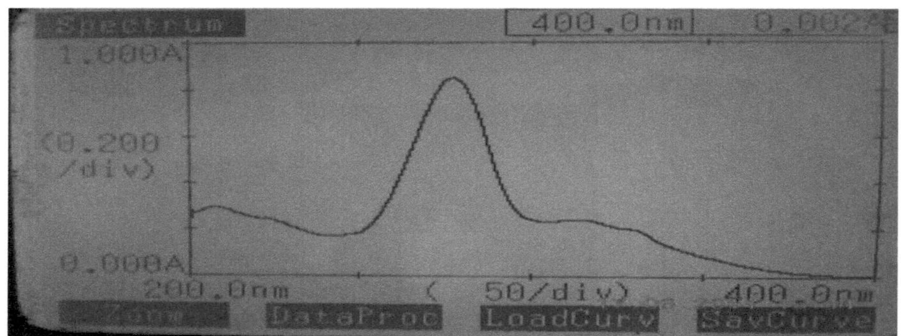

Figura 3.2 Máximos de absorção da norfloxacina em HCl 0,1M a 278 nm (pH 1,2)

A curva de calibração padrão da base de Metronidazol e da Norfloxacina foi preparada em HCl 0,1 M com pH ajustado a 1,2 no comprimento de onda de 278 nm, respetivamente, utilizando o espetrofotómetro UV-visível. Verificou-se que os dados de absorvância do metronidazol e da norfloxacina apresentados nos quadros 3.1 e 3.3 obedecem à lei de Beer dentro do intervalo especificado, conforme indicado pela análise estatística efectuada. As observações são apresentadas nos quadros 3.2 e 3.4, respetivamente. Verificou-se que os dados têm coeficientes de correlação quase perfeitos e que são lineares por natureza. A reprodutibilidade do método foi testada através da repetição do procedimento. As curvas-padrão são apresentadas nas figuras 3.3 e 3.4

Tabela 3.1 Dados da curva de calibração para a base de metronidazol numa solução de HCl 0,1 M (pH 1,2) a 278 nm

S. No.	Concentration (mcg/ml)	Absorbance
1	0	0
2	2	0.101
3	4	0.186
4	6	0.277
5	8	0.351
6	10	0.422

Quadro 3.2   Parâmetro estatístico relacionado com a curva padrão da base de metronidazol

S.NO.	Parameter	Values
1	Regression coefficient	0.9962
2	Intercept on Y-axis	0.012
3	Equation of line	$Y = 0.0422x + 0.012$

Tabela 3.3 Dados da curva de calibração para Norfloxacina em HCl 0,1M (pH 1,2) a 278 nm

S. No.	Concentration (mcg/ml)	Absorbance
1	0	0
2	2	0.120
3	4	0.178
4	6	0.252
5	8	0.308
6	10	0.368

Tabela 3.4 Parâmetro estatístico relacionado com a curva padrão de Norfloxacina

S.NO.	Parameter	Values
1	Regression coefficient	0.9816
2	Intercept on Y-axis	0.0273
3	Equation of line	$Y = 0.0354x + 0.0273$

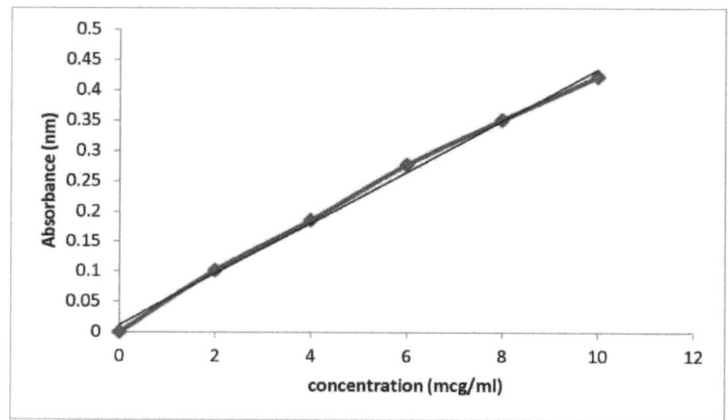

Figura 3.3 Curva de calibração da base de metronidazol em HCl 0,1 M (pH 1,2) a 278 nm

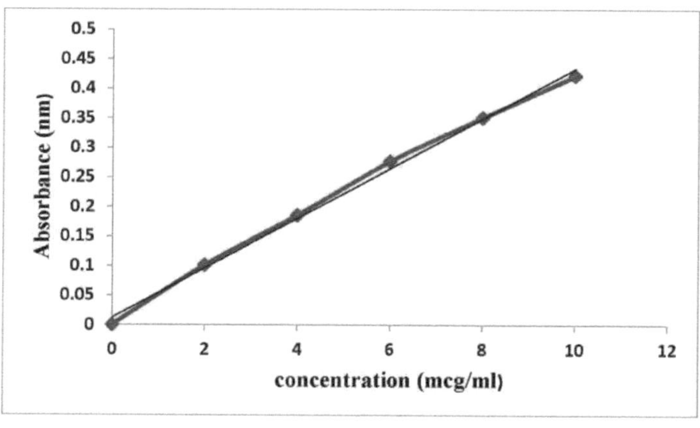

Figura 3.4 Curva de calibração da Norfloxacina em HCl 0,1 M (pH 1,2) a 278 nm

3.1 Interacções medicamento-excipiente
3.1.1 Caracterização FTIR

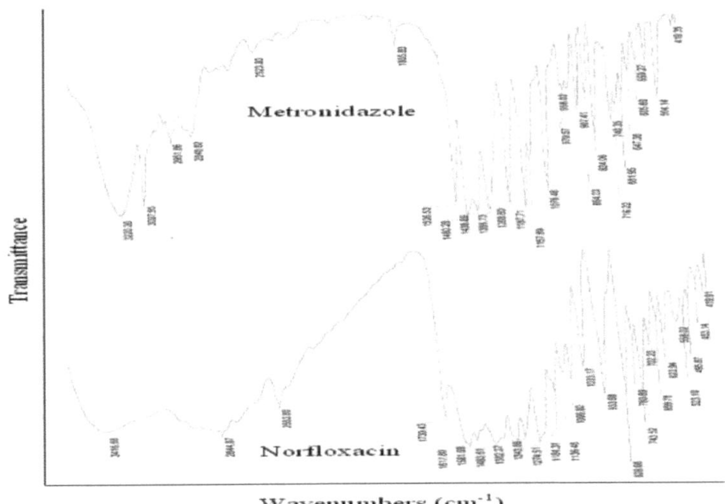

Figura 3.5 Espectros FTIR do Metronidazol e da Norfloxacina

Os espectros FTIR do MTZ puro (Fig. 3.5) apresentam bandas que aparecem a 2951, 2848 e 3098cm^{-1} devido ao estiramento C-H. As bandas a 1536 e 1366 são devidas ao estiramento assimétrico e simétrico de N=O. As bandas a 1268 e 3220cm^{-1} são devidas ao estiramento C-O e O-H. A banda devida ao estiramento caraterístico C-N foi observada a 1157cm^{-1}. Além disso, a banda caraterística do estiramento C=N do fármaco apareceu a cerca de 1480cm^{-1}. Os espectros FTIR do NFC puro (Fig. 3.5) apresentam uma banda a 1033 cm^{-1} devido ao estiramento C-F (composto monofluorado). As bandas que aparecem a 1730 e 1617cm^{-1} devem-se ao estiramento C=O dos grupos carboxílico e carbonilo, respetivamente. A banda a 1483 é devida a -CH; deformação de -CH2. A banda a 1382cm^{-1} é devida à flexão C-H, enquanto as bandas a 3416, 2844 e 2553 cm^{-1} são devidas a vibrações de estiramento O-H, C-H e N-H, respetivamente.

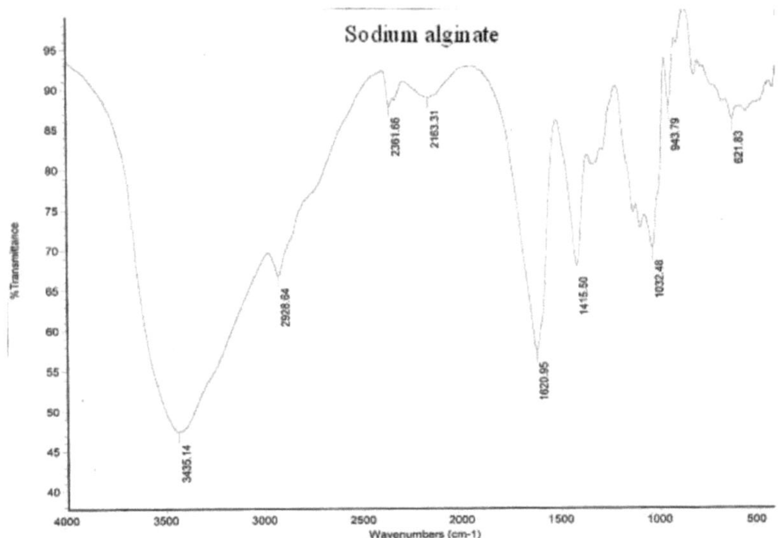

Figura 3.6 Espectro FTIR do alginato de sódio

O espetro de IV do alginato de sódio (Fig. 3.6) é atribuído à sua estrutura de sacarídeo. As bandas a 1620 e 1415 cm^{-1} são atribuídas a bandas de estiramento assimétricas e simétricas de grupos carboxilato. As bandas a 3435 e 2928 cm^{-1} são atribuídas ao estiramento O-H e ao estiramento C-H em -CH2.

Gelucire são glicéridos de polietilenoglicol compostos por mono, di e triglicéridos e mono e diésteres de polietilenoglicol (PEG). O Gelucire 39/01 é um éster de glicerol de ácidos gordos saturados C12-C18, enquanto o Gelucire 50/13 é um palmitostearato de glicerilo PEG-32. O espetro FTIR do Gelucire 39/01 (Fig. 3.7) mostrou bandas características a 1105, 1464 e 1742 cm^{-1} correspondentes a C-O, vibração C-H de CH$_2$ e vibrações de estiramento C=O de ésteres, respetivamente. As bandas a 2922, 2853 cm^{-1} são devidas a C-H str. (assimétrico e simétrico). Por outro lado, o espetro FTIR do Gelucire 50/13 (Fig. 3.7) mostrou bandas características a 1105, 1638 e 1738 cm^{-1} atribuídas a

Estiramento C-O de ésteres, vibrações de estiramento C=C e C=O. As bandas a 2847, 2884, 2919 cm^{-1} são devidas a vibrações de estiramento C-H.

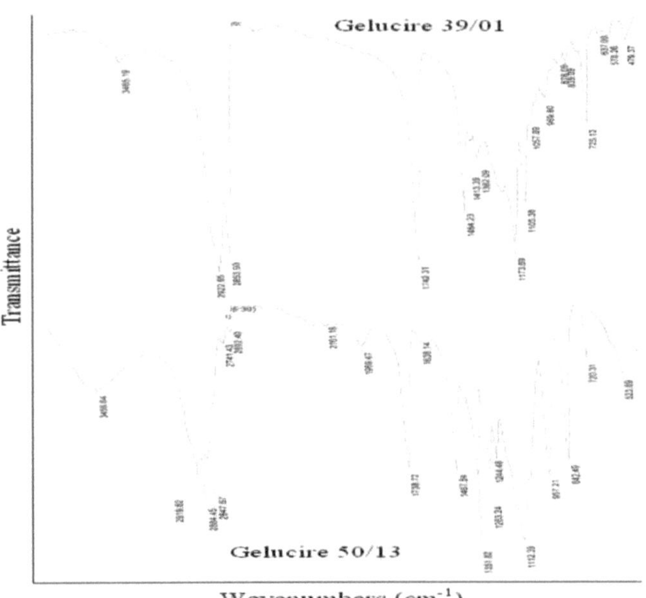

Figura 3.7 Espectro FTIR de Gelucire 39/01 e 50/13

O espetro FTIR das esferas de alginato de cálcio flutuantes sem Gelucires também foi registado juntamente com as formulações carregadas com MTZ e NFC (Fig.3.8) para ajudar na interpretação das interacções fármaco-excipiente. Os espectros de FTIR das esferas de alginato de cálcio flutuantes sem Gelucires exibiram bandas características a 1550 cm⁻¹ indicando o envolvimento do grupo COO⁻ no processo de coordenação com Ca⁺⁺ ; 1748 cm⁻¹ indica que algum grupo COO⁻ da SA se transformou em grupo carboxílico devido à interação com Ca⁺⁺ e 3434 cm⁻¹ indicando o envolvimento do grupo hidroxilo com Ca⁺⁺ . O espetro FTIR da formulação com NFC apresentou bandas características a 1104, 1421, 1622, 1741, 2923, 2854 e 3438 cm⁻¹ , enquanto a formulação com MTZ apresentou bandas características a 1268, 1462, 1744, 2924, 2854, 3099, 3224 e 3428 cm⁻¹ . Isto sugere que todas as bandas principais dos fármacos estavam intactas e que não havia indícios de interação.

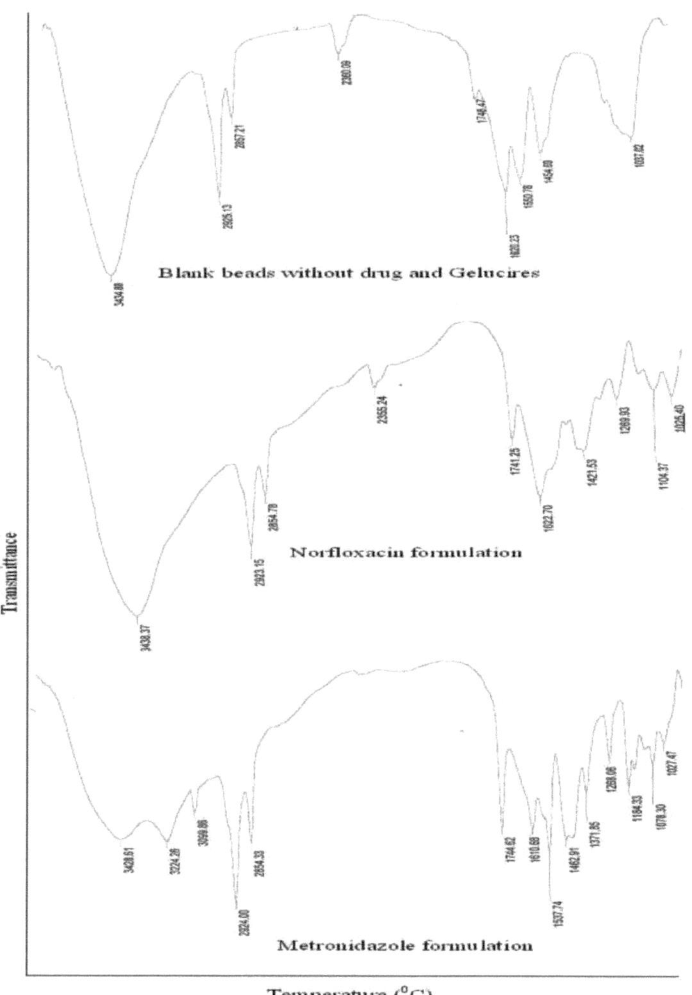

Figura 3.8 Espectro FTIR das formulações de Metronidazol e Norfloxacina

3.1.2 Caracterização térmica

O perfil DSC (Fig. 3.9) do NFC mostrou um pico endotérmico acentuado a 223,92⁰ C e um pico exotérmico a 287⁰ C, correspondendo ao ponto de fusão e degradação do NFC. O perfil DSC (Fig. 3.9) da base MTZ mostrou um pico endotérmico acentuado a 162,52⁰ C, correspondente ao ponto de fusão dos fármacos.

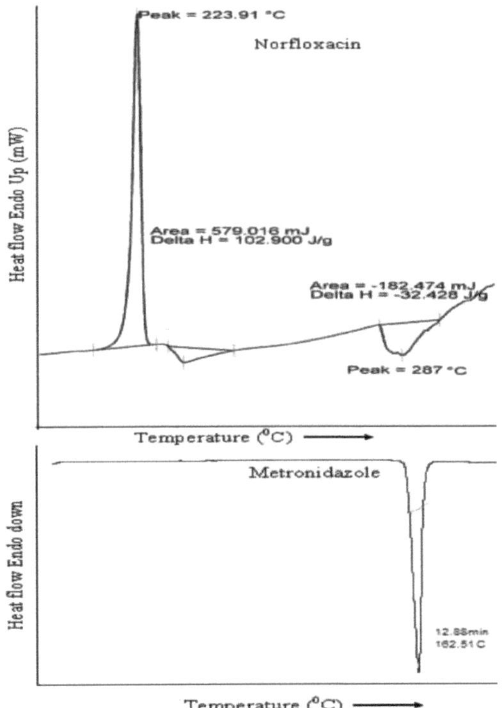

Figura 3.9 Termogramas DSC do Metronidazol e da Norfloxacina

O termograma DSC do SA apresenta duas endotermias a 146 e 210^0 C, correspondentes à desidratação da água e à fusão muito lenta do SA. O termograma DSC do Gelucire 39/01 mostra dois picos endotérmicos a 35 e 44^0 C, enquanto o termograma do Gelucire 50/13 mostra (Fig. 3.10) um pico endotérmico largo a 46 C.^{0}

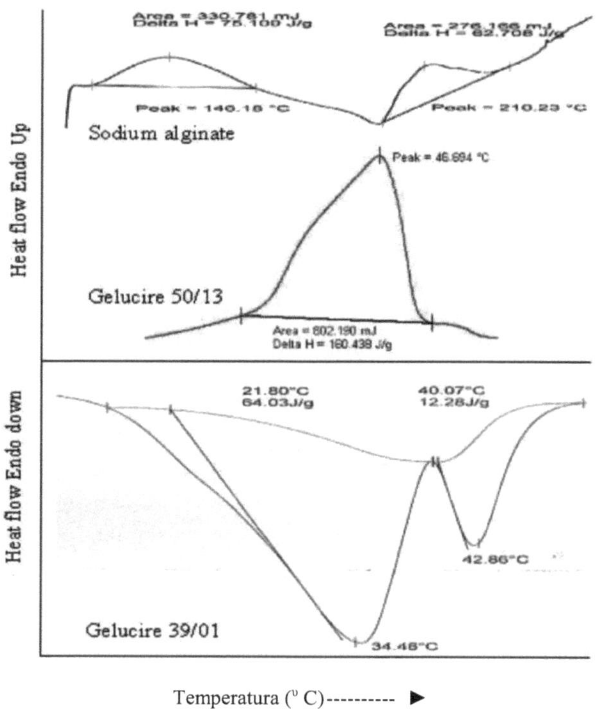

Figura 3.10 Termogramas DSC do alginato de sódio, Gelucire 50/13 e 39/01

O termograma DSC dos grânulos da emulsão MTZ (Fig.3.11) apresenta três picos endotérmicos e um exotérmico. O primeiro pico endotérmico (muito fraco) a cerca de 40^0 C pode ser atribuído à fusão do Gelucires, enquanto que o segundo pico endotérmico (largo) a 69^0 C pode ser atribuído à desidratação da água, enquanto que o terceiro pico endotérmico a 160^0 C pode ser atribuído à fusão do MTZ. O pico exotérmico a 246^0 C pode ser atribuído à degradação do SA nas esferas. Por outro lado, no termograma DSC das formulações de pérolas de emulsão de NFC, a endotérmica de fusão de NFC está ausente, indicando uma mistura íntima de NFC na emulsão de Gelucires-SA. Os dados obtidos nos estudos térmicos excluem a possibilidade de interação entre o fármaco, os Gelucires e o SA.

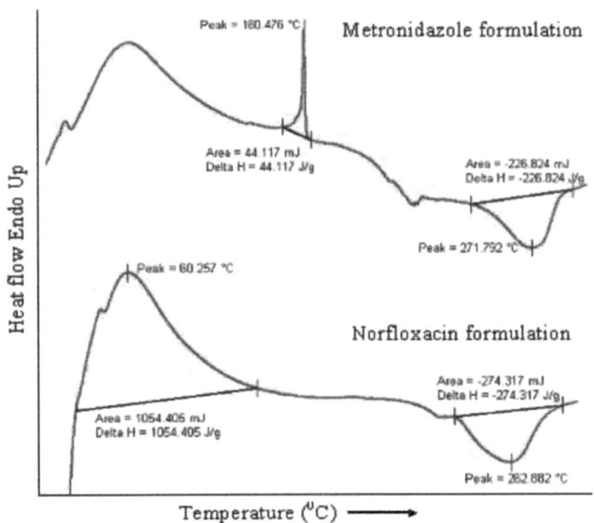

Figura 3.11 Termogramas DSC das formulações com metronidazol e norfloxacina

3.2 Caracterização microscópica e microscópica eletrónica de varrimento (SEM) das esferas

As micrografias electrónicas de varrimento (SEM) de vários grânulos de emulsão flutuante carregados com MTZ e NFC são mostradas na (Fig.3.12). Os resultados do SEM revelaram que os grânulos de emulsão flutuante carregados com NFC tinham uma forma esférica, ao passo que os grânulos de emulsão flutuante carregados com MTZ tinham uma forma relativamente irregular com superfícies exteriores rugosas (Fig.3.12 d). A secção transversal das esferas de emulsão flutuante carregadas com MTZ e NFC mostrou uma grande cavidade oca juntamente com numerosos poros internos mais pequenos (Fig. 3.12 c,f), atribuídos à utilização de um agente gerador de gás. Ao entrar em contacto com um meio ácido, o CaCO3 efervesceu, libertando CO_2. O CO_2 libertado difundiu-se lentamente através da rede de gel devido à elevada viscosidade da emulsão, com reticulação interna da SA com o Ca libertado[++], produzindo uma rede de gel tridimensional reticulada que restringiu a difusão adicional de CO_2 e resultou no aprisionamento do CO_2 libertado no interior da estrutura da pérola, produzindo assim uma cavidade oca.

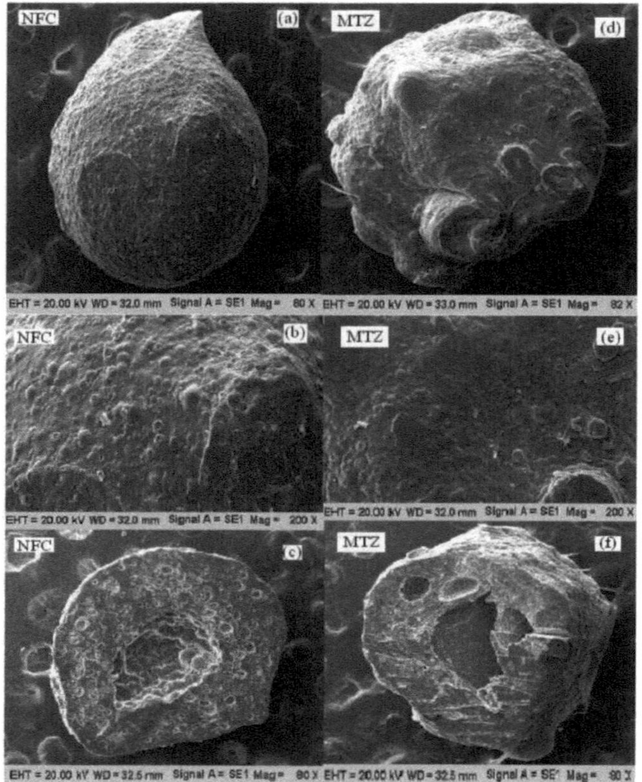

Figura 3.12 Imagens SEM de formulações carregadas com Metronidazol e Norfloxacina em várias ampliações. (a) Forma dos grânulos de emulsão carregados com NFC (b) morfologia da superfície dos grânulos de emulsão flutuante carregados com NFC (c) secção transversal dos grânulos de emulsão carregados com NFC (d) Forma dos grânulos de emulsão flutuante carregados com MTZ (e) morfologia da superfície dos grânulos de emulsão flutuante carregados com MTZ (f) secção transversal dos grânulos de emulsão flutuante carregados com MTZ

3.3 Avaliação da flutuabilidade *in vitro* das esferas flutuantes

A flutuabilidade das esferas não dependia da fase lipídica, ou seja, dos Gelucires, uma vez que as esferas da emulsão preparadas sem a utilização do agente gerador de gás afundavam-se rapidamente. Por outro lado, as esferas de emulsão preparadas com o agente gerador de gás permaneceram flutuantes em HCl 0,1 M durante um período de tempo suficientemente longo. Ambos os grânulos de emulsão flutuante permaneceram flutuantes até 18 horas em HCl 0,1 M sem tempo de flutuação. Enquanto que as esferas flutuantes (M e N) preparadas sem Gelucires flutuaram durante cerca de 14 horas em HCl 0,1 M. Ao entrar em contacto com um meio ácido, o CaCO3 efervesceu, libertando CO_2. O CO_2 liberado ficou retido na rede de gel, produzindo flutuação na formulação e, assim, prolongando a flutuação dos grânulos da emulsão.

Observou-se também que, no caso das esferas de emulsão carregadas com MTZ, a uma concentração mais elevada de Gelucire 50/13 na emulsão (M1), a % de flutuabilidade das esferas diminuiu. Este facto pode ser atribuído à formação de uma emulsão comparativamente mais viscosa (M1 em comparação com M2, M3, M4 e M5) devido a uma emulsificação mais eficiente. Quando esta emulsão foi extrudida gota a gota no meio de gelificação ácido, a formação de um interior denso das esferas restringiu a reação completa entre o gás gerador e o ácido acético presente no meio de gelificação. No entanto, este efeito não foi observado com as pérolas de emulsão carregadas com NFC. A possível explicação para essa diferença observada pode ser a distribuição uniforme do NFC insolúvel na emulsão. Na concentração mais alta de Gelucire 50/13, embora uma emulsão viscosa tenha sido formada, parece que o NFC permaneceu insolúvel e uniformemente distribuído na emulsão. Isso pode ter resultado na fácil entrada de ácido acético presente no meio de gelificação na emulsão devido ao interior um tanto poroso conferido pelo NFC insolúvel, levando à reação completa com o agente gerador de gás e, assim, melhorando a flutuabilidade (N1 em comparação com M1) das esferas resultantes.

3.4 Eficiência de aprisionamento do fármaco em pérolas flutuantes

Os efeitos de vários parâmetros de formulação na eficiência de aprisionamento dos grânulos de emulsão flutuante preparados são apresentados na Tabela 3.5

Formulation code	% Entrapment efficiency[*]	Bead size[*] (mm)	% Buoyancy
M1	63.27±2.29	1.16±0.02	92
M2	80.45±4.23	1.16±0.02	100
M3	82.22±3.17	1.11±0.01	94
M4	82.58±3.54	1.08±0.01	100
M5	75.8±3.22	1.12±0.01	100
N1	84.84±3.69	1.14±0.02	100
N2	81.16±3.24	1.11±0.02	100
N3	79.33±3.59	1.08±0.01	100
N4	80.39±3.48	1.02±0.01	100
N5	76.51±3.14	1.12±0.02	100
M	41.32±1.56	0.96±0.02	100
N	51.64±1.29	1.02±0.02	100

* determined in triplicate, ± SD

A eficiência de aprisionamento das esferas de emulsão flutuante preparadas com MTZ variou de 63 a 82% (Fig. 3.13), enquanto que a eficiência de aprisionamento das esferas de emulsão flutuante com NFC variou de 76 a 84% (Fig. 3.14). Os grânulos flutuantes preparados sem Gelucires apresentaram uma eficiência de aprisionamento de 41,32% (M) e 51,64% (N), respetivamente. Houve uma diferença significativa (p<0,05) na eficiência de aprisionamento entre as esferas flutuantes de emulsão e as esferas flutuantes preparadas sem Gelucires. Esse aumento na eficiência de aprisionamento pode ser atribuído ao uso do Gelucire 39/01 lipofílico na preparação de grânulos de emulsão flutuante. Essa observação é consistente com os achados de Murata et al., 2001, que relataram um aumento na eficiência de aprisionamento do MTZ nos grânulos de gel de emulsão em comparação com os grânulos de alginato de cálcio. Além disso, estes autores registaram um aprisionamento máximo de MTZ (76 %) a uma concentração de óleo de 30 %, enquanto que, no nosso caso, a eficiência máxima de aprisionamento de MTZ (82 %) foi encontrada a uma concentração muito baixa de Gelucires (M4).

Observou-se também que, no caso de esferas de emulsão flutuante carregadas com MTZ, à medida que a concentração de Gelucire 50/13 foi reduzida na emulsão, a eficiência de aprisionamento do fármaco nas esferas de emulsão aumentou significativamente (M1 em comparação com M2, M3, M4 e M5, p< 0,05). Isso pode ser atribuído ao alto HLB do Gelucire 50/13, que, quando usado em alta concentração, como no caso da formulação M1, não apenas reduziu a hidrofobicidade da emulsão, mas também afetou a solubilidade aquosa do MTZ, o que, por sua vez, resultou em uma difusão comparativamente fácil do fármaco solúvel em água através dos grânulos durante o processamento em meio de gelificação ácido quente (37^0 C).

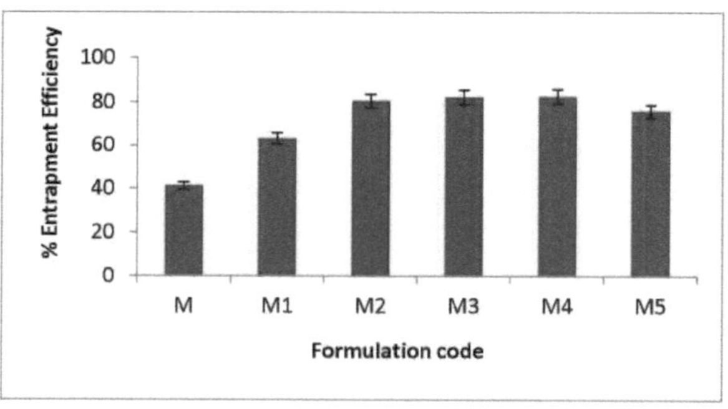

Figura 3.13 % de eficiência de aprisionamento de formulações de emulsão carregadas com MTZ

No entanto, esse efeito não foi observado com as esferas de emulsão carregadas com NFC. Nesse caso, parece que, embora a hidrofobicidade da emulsão tenha diminuído, a alta concentração de Gelucire 50/13 não afetou a solubilidade aquosa do NFC, o que retardou a difusão do fármaco através das esferas durante o processamento. No entanto, a NFC é considerada uma molécula anfotérica, cuja solubilidade aumenta à medida que o pH do meio é reduzido para menos de 4, mas este efeito não foi observado com pérolas de emulsão carregadas com NFC.

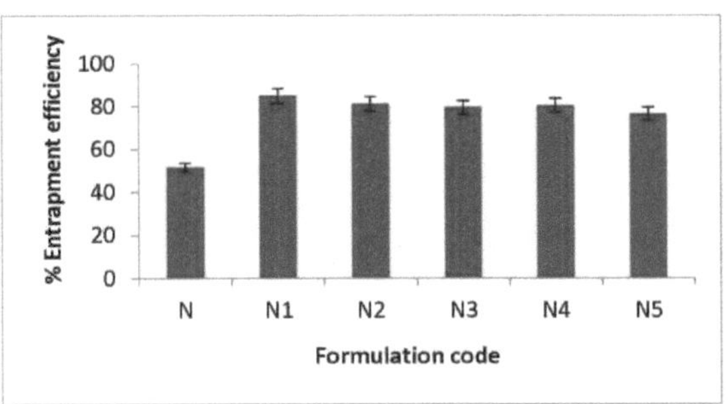

Figura 3.14 % de eficiência de aprisionamento de formulações de emulsão carregadas com NFC

3.5 Estudos de libertação de fármacos in vitro

Os perfis de libertação *in vitro* de MTZ e NFC das formulações de pérolas de emulsão flutuante efectuadas em HCl 0,01 M (pH 1,2) são apresentados nas Figuras 3.15 e 3.16.

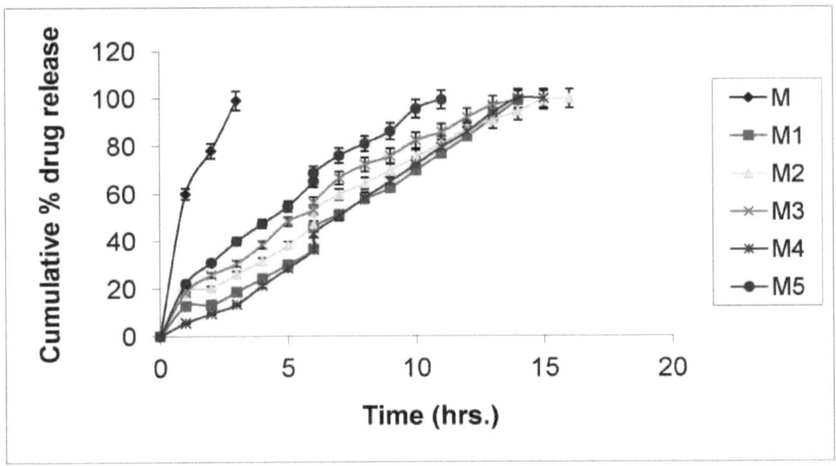

Figura 3.15   Perfil de libertação da base de metronidazol em HCl 0,01M (pH 1,2)

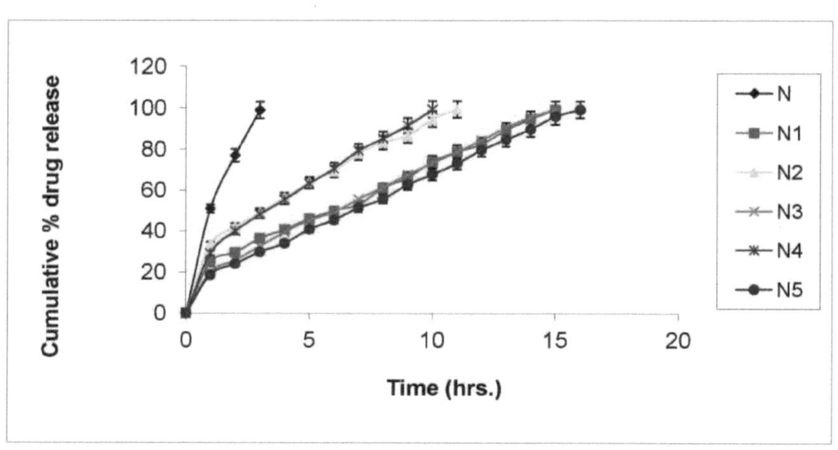

Figura 3.16 Perfil de libertação da Norfloxacina em HCl 0,01M (pH 1,2) 3.5.1 Esferas de emulsão flutuante carregadas com MTZ

A libertação do fármaco de todas as formulações carregadas com MTZ foi significativamente prolongada (até 12-16 horas) em comparação com as pérolas flutuantes convencionais de alginato de cálcio (até 3 horas) (p<0,05, M em comparação com M1, M2, M3, M4 e M5). Verificou-se uma libertação rápida de MTZ das pérolas flutuantes convencionais de alginato de cálcio, tendo cerca de 60% do fármaco sido libertado na primeira hora e todo o MTZ foi esvaziado no final da segunda hora. No entanto, a incorporação de Gelucire 39/01 resultou numa diminuição das taxas de libertação do MTZ. Esta observação é consistente com os resultados de Murata et al, que relataram taxas de libertação reduzidas de MTZ a partir de esferas de gel de emulsão. A partir da formulação M1, cerca de 13, 51, 75 e 99% do MTZ foi libertado ao fim de 1st , 8th , 12th e 15th horas. As formulações M2, M3, M4 e M5 foram preparadas para estudar o efeito de diferentes combinações de Gelucire 39/01 e Gelucire 50/13 na libertação do fármaco. A partir da formulação M2, cerca de 18, 50, 75 e 99% do MTZ foi libertado ao fim de 1st , 6th , 11th e 15th horas. A libertação de MTZ da formulação (M2) foi significativamente mais rápida (p<0,05) do que a da formulação M1. Isso pode ser atribuído à redução da hidrofobicidade da formulação, juntamente com a diminuição do efeito solubilizante do Gelucire 50/13 na solubilidade do MTZ em meio aquoso. No caso da formulação M3, as concentrações de Gelucire 39/01 e 50/13 foram ainda mais reduzidas, o que resultou numa taxa de libertação de MTZ quase semelhante à da formulação M2, não tendo havido diferença significativa (p>0,05) na taxa de libertação.

No caso da formulação M4, a concentração de Gelucire 50/13 foi mantida constante, enquanto a concentração de Gelucire 39/01 foi reduzida. Isto resultou numa taxa de libertação de MTZ significativamente mais rápida do que em M2 (p<0,05, M2 em comparação com M4), com aproximadamente 22, 48, 75 e 99% de MTZ libertado ao fim de 1, 4, 8 e 12 horas. No caso da formulação M5, a concentração de Gelucire 39/01 foi aumentada, enquanto a concentração de Gelucire 50/13 foi mantida constante. A taxa de libertação de MTZ foi significativamente retardada, com aproximadamente 6, 51, 72 e 99% de MTZ libertado ao fim de 1, 8, 11 e 16 horas, o que foi significativamente diferente (p<0,05) das formulações M2, M3 e M4.

3.5.2 Esferas de emulsão flutuante carregadas com NFC

A libertação do fármaco de todas as formulações com NFC foi também significativamente prolongada (até 12-16 horas) em comparação com a formulação convencional de alginato de cálcio flutuante com NFC (até 3 horas). Também aqui, a libertação de NFC das pérolas de alginato de cálcio foi muito rápida, com cerca de 55 % de NFC libertado no final de 1st hora e quase todo o medicamento foi libertado no final de 3rd horas. A partir da formulação N1, cerca de 24, 50, 74 e 99 % de NFC foi libertado ao fim de 1st , 6th , 10th e 15th horas. À medida que a fração de Gelucire 39/01 foi reduzida na formulação de pérolas de emulsão (N2), a libertação de NFC aumentou significativamente (p<0,05), com 25, 49, 77 e 99 % de NFC a ser libertado ao fim de 1st , 4th , 8th e 12th . Por outro lado, a redução da quantidade de Gelucire 50/13 resultou num atraso significativo na libertação de NFC (N3 e N5 em comparação com N2, p<0,05). A partir da formulação N4, cerca de 30, 48, 79 e 99 % de NFC foi libertado no final de 1st , 3rd 7th e 10th hora, o que foi significativamente diferente da formulação N3 e N5 (p<0,05), que libertou aproximadamente 20, ≈49, ≈73, 99 % de NFC no final de 1st , 7th , 10th e 16th hora.

3.6 Cinética de libertação do fármaco

O padrão de libertação *in vitro* de várias formulações foi analisado através da adaptação dos dados de dissolução a vários modelos cinéticos (Tabela 3.5 e 3.6). No caso dos grânulos de emulsão carregados com MTZ, observou-se que, para as formulações M1, M2, M3 e M4, os valores de r^2 foram mais elevados quando ajustados à cinética de ordem zero, o que descreve que a taxa de libertação do fármaco a partir das formulações é independente da concentração do fármaco. Para a formulação M5, os valores de r^2 foram mais elevados quando ajustados ao modelo de Higuchi, que descreve a libertação do sistema, em que o fármaco sólido está disperso numa matriz insolúvel e a taxa de libertação do fármaco está relacionada com a taxa de difusão do fármaco. Os valores de n da experiência de libertação do fármaco variaram entre 0,58 e 0,77, indicando um transporte anómalo não-Fickiano, o que sugere que o mecanismo e a cinética da libertação do fármaco dependem da solubilidade do MTZ no meio de dissolução, sendo o MTZ libertado predominantemente por difusão e o comportamento anómalo resultante do relaxamento das cadeias poliméricas macromoleculares nas esferas de gel de emulsão.

No caso dos grânulos de emulsão carregados com NFC, as formulações N1, N3 e N5 seguiram a cinética de ordem zero, conforme evidenciado pelos valores de r^2, que foram mais elevados quando ajustados à cinética de ordem zero. Por outro lado, as formulações N2 e N4 seguiram a cinética de Higuchi, conforme evidenciado pelos valores de r^2. Os valores n da experiência de libertação do fármaco variaram entre 0,44 e 0,55, tendo as formulações N1 e N4 seguido uma difusão quase-Fickiana e as formulações N2, N3 e N5 uma difusão anómala não-Fickiana.

Tabela 3.5 Cinética de libertação do MTZ a partir de esferas fabricadas

Formulation Code	r^2 Value				n value
	Zero order	First order	Higuchi	Korsmeyer-Peppa's	
M1	0.9954	0.7302	0.9106	0.9227	0.76
M2	0.9891	0.6188	0.9627	0.9269	0.60
M3	0.9791	0.5787	0.9781	0.9777	0.60
M4	0.9957	0.7915	0.9107	0.9897	0.77
M5	0.9742	0.5548	0.9839	0.9974	0.58

Tabela 3.6 Cinética de libertação de NFC de pérolas fabricadas

Formulation Code	r^2 Value				n value
	Zero order	First order	Higuchi	Korsmeyer-Peppa's	
N1	0.9739	0.5321	0.9709	0.9829	0.44
N2	0.9641	0.5289	0.9894	0.9906	0.52
N3	0.9846	0.5735	0.9741	0.9914	0.55
N4	0.9525	0.5195	0.9926	0.9976	0.48
N5	0.9896	0.5927	0.9643	0.9802	0.55

CONCLUSÃO

Neste estudo, preparámos formulações de pérolas de gel de emulsão flutuante à base de Gelucire e examinámos a sua eficiência de encapsulamento do fármaco e as características de libertação carregando fármacos solúveis em água (MTZ) e insolúveis em água (NFC) separadamente. As esferas preparadas mostraram uma elevada eficiência de encapsulamento do fármaco; excelente flutuabilidade e libertaram gradualmente os fármacos modelo MTZ e NFC em HCl 0,1 M. Estas propriedades são aplicáveis não só à libertação sustentada dos fármacos com janela de absorção no TGI superior, mas também à libertação específica no estômago. Estas pérolas parecem ser superiores aos sistemas de pérolas de gel de emulsão anteriormente relatados, uma vez que a fase lipídica (Gelucire 30/01 e 50/13) utilizada é menos suscetível à rancidez e também não haverá fuga da fase lipídica, uma vez que é sólida mesmo a uma temperatura até 30^0 C. Propomos que as pérolas de gel de emulsão à base de alginato preparadas sejam capazes de sustentar a libertação de fármacos hidrofílicos e hidrofóbicos durante 12 horas, mantendo-se flutuantes no fluido gástrico.

REFERÊNCIAS

1 . Abrahamsson J., Lehr C. M. Desenvolvimentos no domínio dos sistemas bioadesivos de administração de medicamentos. Expert Opin Biol Tbe. 1993; 2 (3), 287-298.

2 . Ahuja J., Prabhakar R., Tossounian J. L. Cápsula farmacêutica de libertação prolongada. Patente dos EUA. 1978; 412-416, 21.

3 . Albert N., Abisch E., Gfeller J. C., Laplanche R., Bauerfeind P., Cucala M., Lukachich M., Blum A. L. Comportamento intragástrico e cinética de absorção de uma cápsula de libertação modificada normal e flutuante de isradipina em condições de jejum e alimentação. *JPharm Sci.* 1988; 8, 647-657.

4 . Ali J., Arora A., Ahuja A., Babbar A. K., Sharma R. K., Khar R. K., Baboota S. Formulação e desenvolvimento de um sistema flutuante Avaliação in vitro e in vivo. Eur J Pharm Biopharm. 2007; 67, 196-201.

5 . Ali J., Arora S., Ahuja A., Babbar A. K., Sharma R. K., Khar R. K. Formulação e Desenvolvimento de Cápsulas Flutuantes de Celecoxib: Avaliação *in vitro e in vivo*. AAPS Pharm Sci Tech. 2007; 8 (4), 1-8.

6 . Alvasi P. R., Tossounian J. The hydrodynamically balanced system a novel drug delivery system for oral use. Drug Dev Ind Pharm. 1984; 2, 313-339.

7 . Appan K., Nakamichi K., Saito H. Preparações farmacêuticas e um método de fabrico. Patente dos EUA. 1995; 4, 702,918.

8 . Arnold S. C., Ferritto M. S., Lenz R. W. PH dependent modification of phospholipid vesicle membrane by poly (carboxylic acid) bearing pendant cholesteryl esters. Polym Prepr. 1986; 27, 42-43.

9 . Arora S., Ali J., Khar R. K., Baboota S. Sistemas flutuantes de administração de medicamentos. *AAPS* Pharm Sci Tech. 2005; 6(3), 372-390.

10 Atyabi F., Whitehead H. L., Mohammad H. A. H. Avaliação *in vivo* de uma nova formulação de retenção gástrica baseada em resinas de permuta iónica. J Control Rel. 1998; 42 (2), 105-113.

11 . Badry M., Blum A. L. O efeito da gravidade específica e da ingestão de alimentos no esvaziamento gástrico de cápsulas de libertação lenta à base de Gelucire. New Engl J Med. 2009; 304, 1365-1366.

12 . Baumgartner S., Andrijana T. Distribuição de comprimidos flutuantes como uma nova abordagem para o tratamento de infecções por Helocobacter pylori. *Act pharm.* 2001; 51, 21-33.

13 . Bomma J. D., Carriaga M., Kahn S. G., Schalch W., Skikne B. S. Gastric

delivery system for Norfloxacin. 2009; 335, 1136-1139.

14 . Borkar S. N., Suresh R., Sawant V. A., Shende V. S., Mokale V. J., Dama G. An approch to formulate bilayered gastro retentive floating drug delivery system of cefpodoxime proxetil. Int J ChemTech Res. 2010; 2, 1229-1242.

15 Burton S., Washington N., Steele R. J. C. Distribuição intragástrica de resinas de permuta iónica - um sistema de administração de medicamentos para o tratamento tópico da mucosa gástrica. J Pharm Pharmacol. 1995; 47, 901-906.

16 Chein Y. W., Novel Drug Delivery Systems. 2nd Edn. Publicado por Marcel Dekker. Inc. New York. 1992; 50, 1-139.

17 Chen J., Park K. Síntese e caraterização de compósitos de hidrogel superporoso. J Control Rel. 2000; 65 (1-2), 73-82.

18 Chien Y. W. Sistemas de libertação controlada e modulada de fármacos. In: Swarbrick J. Boylan JC. Encyclopedia of pharmaceutical technology. New York: Marcel Dekker. 1990; 280-311.

19 Chien Y. W. Sistemas de libertação controlada e modulada de fármacos. In: Swarbrick J. Boylan JC. editores. Encyclopedia of pharmaceutical technology. New York: Marcel Dekker. 1990; 280-311.

20 Choy A. J., Davis S. S., Wilding I. R. Variação no trânsito gastrointestinal de formas de dosagem farmacêutica em indivíduos saudáveis, Pharm Res. 2005; 8 (3), 360-364.

21 Clarke V. S., Rekkas D. M., Dallas P. P. Floating and swelling characteristics of various excipients used in controlled release technology. Drug Dev Ind Pharm. 1991; 19, 1061-1081.

22 . Coupe A. J., Davis S. S., Wilding I. R. Variation in gastrointestinal transit of pharmaceutical dosage forms in healthy subjects, Pharm *Res.* 1991; 8 (3), 360-364.

23 Coupe C. M., Bouwstra J. A., Schacbat E. H. Avaliação *in vitro* das propriedades mucoadesivas do chiiosan e de alguns outros polímeros naturais. Int J Pharm 1991; 78, 4-8.

24 Coupe P., Garg S. Hydrogels from controlled release to pH-responsive drug delivery. Drug Discov Today. 2002; 10, 369-379.

25 Davis J., Blevins W. E., Park H. Propriedades de retenção gástrica de compósitos de hidrogel superporoso. J Control Rel. 2000; 64, 39-51.

26 . Deshpande G., Irache J. M. Specific and non-specific bioadhesive particulate systems for oral delivery to the gastrointestinal tract. Adv Drug Del Rev. 1996; 34, 191-219.

27 . Deshpande J. M., Alvaro F., Kairuz J., Olivera M. E., Allemandi D. A., Manzo R. H. A. Libertação prolongada de ciprofloxacina com base em matrizes de polielectrólitos de fármacos expansíveis. AAPS Pharm SciTech. 1996; 9, 345-350.

28 . Diwan A., Kohli K., Boboota S., Ali J., Dhall V., Zaffer M. Development of controlled release platform for high dose gastro retentive drug delivery Current Scientific Regulatory Challenges in Drug Development & Safety. 2006; 24-27.

29 Dressmann J., Claramunt J., Cucala J. Testes *in vitro* de uma formulação antiácida com tempo de residência gástrica prolongado (Almagate Flot-Coat). *Drug Dev* Ind Pharm. 1990; 20, 1199-1212.

30 Edward S., Oth M., Franz M., Timmermans J., Moew J. R., Bolton S. Um sistema flutuante de libertação controlada de fármacos: *Avaliação in vitro e in vivo*. Int JPharm. 1993; 10, 1321-1325.

31 . Eftaiha A., Stepensky D., Lavy E., Eyal S., Klausner E. Friedman M. Phamacokinetic and pharmacodynamic aspects of gastroretentive dosage forms. Int J Pharm. 2004; 277, 141-153.

32 Eisen G., Farooqi M. Sítios de absorção de fármacos no trato gastrointestinal e formas de dosagem para administração específica. Int J Pharm. 1990; 136, 117139.

33 . Evren K., Machida Y., Nagai T. Buoyant sustained release granules of Metronidazole based on chitosan. Drug Des Del. 2004; 34, 455-467.

34 . Fabregas Z., Cevher E. A preparação de microesferas de quitosano e pectina carregadas com cloridrato de ciprofloxacina. J Bone and Joint Sur. 2006; 88, 270-275.

35 Fell R., Feely L. C., Davis S. S. Trânsito gastrointestinal de comprimidos não desintegráveis em indivíduos alimentados. Int J Pharm. 1996; 53, 107-117.

36 Garg S., Sharma S. Gastroretentive drug delivery systems. Business Briefing. *Pharma tech.* 2003;78, 160-166.

37 Getsios A. S., Bholak N. V., Avari J. G. Administração de Medicamentos Gastro-Retentores: Uma Nota Técnica. Drug Deliv Tech. 2004; 42, 58-67.

38 . Groning F., Millat I. R. S., Khan Z. R., Azad M. A. K., Choudhary J. A., Reza S. Grânulos de emulsão flutuante gastroretentora carregados com teofilina baseados na preparação de polímeros hidrofílicos e avaliação in vitro. J Pharm Sci. 1984; 22, 155-161.

39 Hassan W. Pharmacokinetics of verapamil and norverapamil from controlled release floating pellets in humans. Eur J Pharm and Biopharm. 2007; 53, 29-35.

40 Hocking F., Sharma H. L., Sharma H. Libertação controlada de fármacos a partir de esferas de resina de permuta iónica flutuante revestidas. J Control Rel. 1988; 42(1), 2528.

41 Hoffman A. Pharmacodynamic aspects of sustained release preparation (Aspectos farmacodinâmicos da preparação de libertação sustentada). Adv Drug Deliv Rev. 1998; 33, 185-99.

42 Hoffmann B. N., Kim K. H. Floating drug delivery systems: an approach to oral controlled drug delivery via gastric retention. J Control Rel. 1998; 63, 235-259.

43 Hoichman A. H., Sokar M. S., Gamal S. S., Naggar V. F. Preparação e avaliação do sistema de administração oral flutuante de cetoprofeno. Int J Parm 2004; 220, 13-21.

44 . Hoichmann Y., Kawashima Y., Takeuchi H. Avaliação *in vitro e in vivo* de microbalões contendo riboflavina para um sistema flutuante de administração controlada de medicamentos em seres humanos saudáveis. Int J Pharm. 2004; 275, 97-107.

45 . Ishak A., Siepmann J., Bodmeier R. Comprimido de matriz flutuante baseado em pó de espuma de baixa densidade: efeitos da formulação e dos parâmetros de processamento na libertação do fármaco. Eur J Pharm Sci. 2007; 18, 37-45.

46 Karatas S. C., Ferritto M. S., Lenz R. W. Modificação dependente de PH da membrana da vesícula fosfolipídica por poli (ácido carboxílico) com ésteres de colesterilo pendentes e material lipídico Gelucire. Polym Prepr. 2005; 27, 42-43.

47 . Kawashima Y., Niwa T., Takeuchi H. Microesferas ocas para utilização como sistema flutuante de administração controlada de medicamentos no estômago. J Pharm Sci. 1992; 40, 234-245.

48 . Kedzeirewich O., Gursoy A., Cakalagaoglu F., Okar I. Release behaviour and biocompatibility of drug-loaded pH sensitive particles. Int J Pharm. 1999; 311, 130-138.

49 Khosla V. R., Davis A., Wadhawan S. Chitosan microspheres as a potential carrier for drugs. Int J Pharm. 1990; 274 (1-2), 1-13.

50 Klausner E. A., Lavy E., Friedman M. Formas de dosagem gastroretentivas expansíveis. J Control Rel. 1993: 90, 14-62.

51 Kumar A. W., Artursson P., Grasjo J., Bjork K. Diffusion of drugs in native and

purified gastrointestinal mucus. J Pharm Sci. 2001; 86(6), 660665.

52 Lake-Bakaar H., Li W.P. Improving the release characteristics of watersoluble drugs from hydrophilic sustained release matrices by in situ gas generation. Int J Pharm. 1988; 35, 201-206.

53 . Lannuccelli V., Coppi G., Bernabei M. T., Camaroni R. Sistema de unidades múltiplas com compartimento de ar para estudo de formulação com residência gástrica prolongada. *Int J Pharm.* 1998; 174, 47-54.

54 . Lehr J., Moes A. J., Amighi K. Desenvolvimento e avaliação in vitro de uma nova forma de dosagem flutuante de unidades múltiplas obtida por peletização por fusão. Int J Pharm. 2006; 322, 96-103.

55 . Leung L., Brunob C. M., Nicolasc M., Kister J., Piccerelle P., Prinderrea P. Um sistema de dosagem gastro-retentor flutuante inovador: Formulação e avaliação in vitro. Int J Pharm. 1993; 378, 23-29.

56 Longer C. G., Robinson N. O estômago e o seu papel na administração oral de medicamentos em Rubinstein. Ellis Horwood. 1990; 45, 47-70.

57 . Martinezb I. J., Barredab T. Q., Roblesa L.V. Administração sustentada de captopril a partir de comprimidos de matriz flutuante. Int J Pharm. 2008; 362, 37-43.

58 . Mattilla J., Ingani H. M., Moew A. J. Conceção e investigação in vivo de uma forma de dosagem flutuante de libertação sustentada peroral com trânsito gastrointestinal melhorado. Int J Pharm 1983; 35, 157-164.

59 Moes A. J. Sistemas de retenção gástrica para administração oral de medicamentos. Busine.ss Briefing 2003;   157-159 (online). Disponível em URL:
bitp://www.bbriefings.com/ [Acedido em 2005 Jun 13]

60 O'Reilly, Coupe P. Hydrogels from controlled release to pH-responsive drug delivery. Drug Discov Today. 1987; 7 (10), 569-579.

61 . Ozyazici T., Fassihi R. Avaliação de sistemas de libertação prolongada flutuantes e aderentes e teste de dissolução não convencional. J Control Rel. 2006; 67, 37-44.

62 Pakhla A. O., Zhang J. S. Metronidazole Floating and Bioadhesive tablets Design and release kinetics. *Drug Dev IndPharm.* 2000; 26(9), 965-969.

63 . Park K. Hidrogéis superporosos para aplicações farmacêuticas e outras

64 Patel H., Yamamoio H., Dua N., Niwa T. Mucoadesão de lipossomas revestidos

com polímeros ao intestino do rato *in vitro*. Chem Pharm Bull. 2006; 42, 1954-1956.

65 . Patel S.C., Rao N. Desenvolvimento e avaliação in vitro de uma formulação de comprimidos de matriz flutuante oral de Metronidazol. Ind J Pharm *Sci*. 2004; 66, 313-316.

66 Patil J. M., Hirlekar R. S., Gide P. S., Kadam V. J. Trends in floating drug delivery System Journal of Scientific & Industrial Research. 2006; 65, 11-21.

67 . Pawar A. P., Jachowicz A. R., Kulinowski A. P., Kwiecinski A. S., Szybinski A. K., Skorka A. T., Jasinski A. Os polímeros macromoleculares para a preparação de sistemas de pérolas flutuantes métodos de avaliação. Drug Dev e Ind Pharm. 2008; 30(9), 947-957.

68 Peppas N. A., Bures P., Leobandung W. Hydrogel in pharmaceutical formulations. Eur J Pharm Sci. 2000; 50, 27-46.

69 . Rosato W., Held K. O sistema hidrodinamicamente equilibrado - um novo princípio de libertação controlada de fármacos. Eur Neurol. 2007; 27, 21-27.

70 Samuel B., Philip A., Pathak K. Preparação e avaliação do sistema de administração gastroretentiva de flurbiprofeno. Ind Pharm . 2006; 45 (5), 77-79.

71 Sangekar R., Werner M., Bemtgen M. Peroral controlled release dosage forms with internal magnets and extracorporeal magnetic guidanceinvestigations into the renal elimination of riboflavin. Eur J Pharm Biopharmacol. 1987: 42, 25-28.

72 Sansom M., Gupta P., Koradia V., Bansal A. K. Gastroretention a mean to address regional variability in intestinal drug absorption. Pharm tech. 1999; 56, 50-68.

73 Sarna P., Otterson J. M., Shon M. B. Comparative gastrointestinal transit of pellet systems of varying density. Int J Pharm. 1988; 114 (1), 1-11.

74 SarnaP., Vlasses P. H., Kellner P. E., Rocci M. L. Effects of gender posture and age on gastric residence time of an indigestible solid Pharmaceutical considerations. Pharm Res. 1985; 10, 639-644.

75 Shah S. H, Patel J. K, Patel N. V. Sistema flutuante de administração de medicamentos específico para o estômago. Int J Pharm Tech Res.2009; 1, 623-633.

76 Shamomsak P., Thirawong N., Puttipipatkhachorn S. Esferas de gel emulgel de pectinato de cálcio capazes de flutuar no fluido gástrico: efeito de alguns aditivos, agente endurecedor ou revestimento no comportamento de libertação do Metronidazol. Eur J Pharm Sci. 2005; 24, 363-373.

77 Sheimann, Ehrlein R. L., Stratton L. G. Influence of density and location on degradation of sustained-release boluses given to cattle. Am J Vet Res. 1986; 43(ll), 2028-2030.

78 . Siepmann P. R., Tossounian J. L. Novas formulações de comprimidos de libertação sustentada contendo Gelucire. *Patente dos EUA.* 2006; 4, 167, 558.

79 . Sindhuri M., Franz M. R. P. Forma de dosagem flutuante de Norfloxacin em bicamada de libertação sustentada. Patente dos EUA. 2003; 5, 232-704.

80 Singh B. N., Kim K. H. Floating drug delivery systems: an approach to oral controlled drug delivery via gastric retention. J Cont Rels. 2000; 63, 235-259.

81 . Sivertson S. Gastroretentive drug delivery systems. Business Briefing 1996; 160-66 [em linha]. Disponível fiTim tJRL: htq)://www.bbriefings.eotn/ [Acedido em 2005 Jun 1.1]

82 . Sriamornsak P., Orally administered controlled drug delivery system. *U S Patent.* 2005; 6261, 601.

83 . Srivastava L., Kesavan B., Chinnala K. M., Vobalaboina V., Yamsani M. R. Delivery System for Captopril Based on Gas Formation Technique In Vitro Evaluation (Sistema de entrega de captopril baseado na técnica de formação de gás). AAPS PharmSciTech. 2005; 9, 456-460.

84 . Streubel A,. Siepmann J., Bodmeier R. Comprimidos de matriz flutuante baseados em pó de espuma de baixa densidade: efeitos da formulação e dos parâmetros de processamento na libertação do fármaco. Eur J Pharm Sci. 2003; 18(1), 17-45.

85 Streubel A., Siepmann J., Bodmeier R. Drug delivery to the upper small intestine window using Gastroretentive technologies. Curr Opin Pharmacol. 2008; 6, 501-508.

86 Streubel A., Siepmann J., Bodmeier R. Micropartículas flutuantes baseadas em pó de espuma de baixa densidade. Int J Pharm. 2002; 241 (2), 279-292.

87 Tadros M. I. Controlled-release effervescent floating matrix tablets of ciprofloxacin hydrochloride Development optimization and *in vitro-in vivo* evaluation in healthy human volunteers. Eur J Pharm e Biopharm. 2010; 74, 332-339.

88 . Takeucbi H., Yamamoio H., Niwa T. Mucoadesão de lipossomas revestidos com polímeros ao intestino do rato *in vitro.* Chem Pharm Bull. 1999; 42, 19541956.

89 . Talukdaar H., Fassihi R. Sistemas de administração de medicamentos flutuantes ou pulsáteis baseados em núcleos efervescentes revestidos. Int J

Pharm.2004; 187(2), 175-184.

90 Timmermans K., Moes J. R. Bioadhesive polymers as platforms for oral-controlled drug delivery method to study bioadhesion. Int J Pharm.1994; 19 (1), 107-27.

91 Uduppa N. Preparation of ophthalmic ointment system of Norfloxacin (Preparação de um sistema de pomada oftálmica de Norfloxacina). Int J Pharm. *1999;* 35, 34-53.

92 . Umamaheshwari R. B., Jain S., Jain N. K. Uma nova abordagem ao sistema de administração de fármacos gastroretentivos utilizando colestiramina. Drug Deliv. 2003; 10 (3), 151-160.

93 . Varshosaz J., Tavakoli N., Roozbahani F. Formulação e caraterização *in vitro* da forma de dosagem de libertação prolongada flutuante e bioadesiva de ciprofloxacina. *Drug Del.* 2006; 13, 277-285.

94 Villa A. F., Davis S. S., Walker S. E. Avaliação *in vitro* do sistema de gel de alginato como sistema de libertação sustentada de fármacos. J Control Rel. 2006; 3, 167-175.

95 Vyas S. P., Khar R. K. Gastroretentive systems in Controlled drug Delivery. Vallabh Prakashan, Deli, Índia. 2006; 197-217.

96 Washington N., Greaves J. L., Wilson C. G. Effect of time of dosing relative to a meal on the raft formation anti-reflux agent. J Pharm Pharmacol. 1990; 42, 50-53.

97 Wilding C. M., Hass J. Desenvolvimento na área dos sistemas bioadesivos de administração de medicamentos. Expert Opin Biol Ther. 2001; 2, 287-98.

98 Wilding J., Macbida Y., Tanaka. Effect of magnetically controlled gastric residence of sustained release tablets on bioavailability of acetaminophen. Int J Pharm. 1992; 119, 47-55.

99 . Zamini Z., Ma L., Gao C., Shen J. Microcápsulas pré-formadas para carregamento e libertação sustentada de Metronidazol. J Cont Rel. 2010; 104, 193-202.

Printed by Books on Demand GmbH, Norderstedt / Germany